地域包括ケアを支える

医科歯科連携
実践マニュアル

日本リハビリテーション病院・施設協会
口腔リハビリテーション推進委員会
編

三輪書店

執筆者一覧 (執筆順)

栗原　正紀	長崎リハビリテーション病院：医師	
佐藤　徹	日本歯科医師会：歯科医師	
舘村　卓	一般社団法人 TOUCH，元大阪大学大学院歯学研究科：歯科医師	
加藤　武彦	加藤歯科医院：歯科医師	
馬渡　敏也	NTT 東日本伊豆病院：医師	
糸田　昌隆	わかくさ竜間リハビリテーション病院：歯科医師	
古川由美子	熊本機能病院：歯科衛生士	
大津比呂志	横浜市立脳血管医療センター　看護部：摂食・嚥下障害看護認定看護師長	
黒岩　恭子	村田歯科医院：歯科医師	
藤本　篤士	札幌西円山病院　歯科診療部：歯科医師	
鶴田　薫	横浜市立脳血管医療センター　リハビリテーション部：言語聴覚士	
小泉　千秋	七沢リハビリテーション病院脳血管センター　理学療法科：理学療法士	
西岡　心大	長崎リハビリテーション病院　栄養管理室／教育研修部：管理栄養士	
若林　秀隆	横浜市立大学附属市民総合医療センター：医師	
藤原　大	坂総合病院　リハビリテーション科：医師	
森　照明	大分岡病院　脳神経外科：医師	
森　淳一	大分東部病院　リハビリテーション部：言語聴覚士	
青柳　公夫	青柳歯科医院：歯科医師	
吉田　春陽	吉田歯科医院：歯科医師	
伊東由美子	長崎リハビリテーション病院：看護師	
小野　利行	小野歯科医院，大鶴歯科医師会：歯科医師	
辻　友里	熊本リハビリテーション病院　歯科口腔外科：歯科医師	
佐々木勝忠	奥州市国保衣川歯科診療所：歯科医師	
足立　融	鳥取県西部歯科医師会：歯科医師	
田本　寛光	鳥取県西部歯科医師会：歯科医師	
野坂　美仁	鳥取県西部医師会：医師	
藤島　一郎	浜松市リハビリテーション病院：医師	
外城　康之	ほかじょう歯科医院：歯科医師	
角町　正勝	角町歯科医院：歯科医師	

発刊にあたって

　日本リハビリテーション病院・施設協会（以下，当協会）では浜村明徳前会長の発案により，高齢社会における医科・歯科連携の重要性を鑑み，日本歯科医師会から当協会に外部理事を招聘することになりました．そして医師・歯科医師・歯科衛生士・言語聴覚士などで構成する"口腔リハビリテーション推進委員会"が設置され（当時，私は担当3役として委員会に参加していました），実態調査をはじめとした種々の活動が行われてきました．当時の調査結果で非常に印象深かったのは，"多くの会員病院・施設で歯科診療に対するニーズが高く，歯科との連携を希望しているにもかかわらず，どのようにしたら，あるいはどこに相談したら歯科医師が訪問してくれるのかがわからない"という回答が多かったことです．そして，一方で，歯科界からは"病院などとの連携が重要だという認識は十分持っているが，どのように連携をとったら良いかわからない！"という意見だったことです．これは非常に驚きでした．要は，互いに連携の重要性およびニーズは理解し，連携を構築したいと思っているが，今まで接点がなかったために，前に進まないというジレンマに陥っているということだったのです．つまり，互いに求めあっていても，お互いにそのことを知らないし，話をしたり，互いを理解しあうような機会や場がなく，医科と歯科は"あまりにも近くて遠い仲"だったのです．

　そこで，2012年に私が当協会の会長職を引き継ぎ，新体制となったのをきっかけに，各地での「医科・歯科連携の拠点づくり」を方針の1つに掲げました．具体的には口腔リハビリテーション推進委員会に会員病院・施設と地区歯科医師会との仲人役を演じていただくというものです．協会として，より具体的に，かつ少しずつ，着実に"医科と歯科が手を組み互いに協働して地域を支える医療の展開を目指す"というメッセージを目に見えた形で，発信していこうというものです．超高齢社会における地域医療のあるべき姿の1つの提案となると考えています．

　そもそも高齢者は加齢と共に種々の生理機能が低下していきますが，中でも口腔機能の低下や低栄養は容易に生活機能の低下をもたらし，安心して口から食べることができなくなったり，ついには誤嚥性肺炎を併発して寝たきりになってしまうといったことにもつながる大きな問題です．また昨今では，入れ歯（総義歯）が合わないために食べるときにははずしてしまう高齢者や，急性期治療中に義歯を装着しないために，転院，退院後に合わなくなってしまい使えなくなった障害高齢者が多々見られるようになってきています．

　口から食べるための支援を行うには，単に①嚥下訓練のみならず，②栄養状態の改善や③口腔機能（特に口腔相）の改善あるいは④体幹筋力やバランスの改善をはかり座位姿勢が安定するようにする，など多くの専門職が協働して包括的にかかわることが重要となります．この意味で，昨今重要視されている多職種チーム医療の展開に，歯科医師や歯科衛

生士・歯科技工士などがチームの一員として参画できるような環境をつくっていくことが重要と考えています．この医科・歯科連携の拠点づくりは，何よりも①医科・歯科従事者（医師・歯科医師・看護師・歯科衛生士・リハビリテーション専門職など）の相互理解が容易となる，また②歯科医師・歯科衛生士など歯科医療従事者がリハビリテーションチームの一員として口腔衛生・機能向上に参画することで他職種との協働の経験が積める，③医科・歯科従事者が協働することによって効率よく・効果的に口から食べる支援が可能となっていく，④回復期から生活期へのスムーズな連携構築によって，医科と共に地域生活を支える歯科医療が可能となる，などの成果が期待されるでしょう．

2012 年の診療報酬改定において，初めてがん患者の周術期における口腔ケアが評価されました．このことで，特に大学病院などの公的病院において医科歯科連携の第一歩が始まったように思われます．しかし，これはあくまでもがん治療に際しての合併症予防が主目的のようです．これをきっかけとして，さらに進化し，口腔衛生・機能の改善を目標として，障害高齢者の生活機能の改善そして地域生活の再構築を支援する医科・歯科連携（多職種チーム医療の展開）に発展していくことが望まれます．

最後に編集含め本マニュアル作成にご尽力された当協会口腔リハビリテーション推進委員会メンバーの方々に，会長として厚く御礼申し上げます．

一般社団法人 日本リハビリテーション病院・施設協会

会長　栗原正紀

発刊に寄せて─日本歯科医師会からのメッセージ

　このたび「地域包括ケアを支える医科歯科連携実践マニュアル」が刊行されるにあたり，一言のご挨拶と推薦の言葉を申し上げます．

　ご承知のように，今，医科と歯科の連携の大切さが，かつてないほどに広く関心を呼んでいます．

　これもまたよく知られていることですが，近代医学は，近代科学と軌を一にして発達してきました．その近代科学の極めて大きな特徴は，対象を細かく分析し，そこから得た結論を普遍化しようとする試みを不断に続けたことにあります．

　医学もまた，人の解剖を通して，臓器の働きを分析的に追及してきました．特に，現代になって医療が発達するほどに，精緻な医療機器や病原菌に働く薬品を駆使して，それぞれの臓器に宿る疾病を攻撃し，大きな成果を挙げ，それが臓器別医療という専門に分化した医療を生むことに大きな役割を果たすことになりました．

　その中で歯科は，わが国では当初から，口腔という臓器に特化した医療として発達してきました．これは，明治維新後に，米国の影響下で，医科とは別に歯科単独の近代歯科医療の教育機関としての歯科大学を設立することで，医科とは異なる道を歩み始めたからです．さらに口腔内に起こる二大疾患でしかも高い罹患率のむし歯と歯周病という特異な感染症を扱い，さらにそれらが重症化して歯を失った時の補綴という精密な「人工物」を作成する使命を，歯科医療は専門的に担ってきました．これらの役割が，歯科特有のものとして，さらに医科とは別の道を歩ませたと言っても必ずしも間違いではないと思います．

　しかし，一方で，前述した専門分化した医療は，臓器を診て人間を診ないという批判を受けるようになります．私は，この批判が必ずしも正当なものとは思っていませんが，しかしそのように考えられる要因があることを，われわれは率直に受け止めなければならないと思います．

　このような医療や歯科医療の役割の歴史は，疾病構造の変化とともに，われわれに劇的な変化を促すことになります．それは，非感染性疾患と高齢化に伴う障害の増大です．

　これらは，従来の医療・歯科医療が，疾病の治療を通して，疾病のなかった状況に戻そうとする努力だと規定すれば，新たな状況下で求められる医療は，治すことだけではなく，その人の生活を支えるという新たな命題を与えられたことにあります．

　医科・歯科連携とは，このような別の道を歩んできた両者が合体することにあるのでしょうか．それは現状では事実上不可能だと思います．そうではなく，連携とは，共通する目的を両者が共有することだと思います．

　その目的を一言で表現すれば「生活」という言葉であると，私は考えています．

　人間は，いのちを持って生きていることだけでは満足しない生き物なのだと思います．

自らの「生」を振り返り，可能ならばよりよく生きる，自分なりの「生」の在り方を求めることが人間の存在の根底に在る，と私は考えてきました．

しかし，専門分化した医療にあっては，その病者がどのような生活を送ることが幸せなのかを思いめぐらすことに，力を尽くしてこなかったことを，今，われわれは率直に認識すべきではないでしょうか．

「医療は生活に出会えるか」そしてその出会いを通して，その人の「生きる日々を支えられるか」．これが，われわれに課せられた新たな使命であることを，医療連携という言葉を唱える前に，確認しておかねばならない，われわれの共有すべき課題であると思います．

その意味において，歯科医療は，前述したように口腔という臓器を対象にした「臓器別医療」として出発しましたが，しかしむし歯も歯周病も日々の生活習慣の積み重ねの中で予防できることや，逆にそれによって発病することを，治療という実践を通して学んできました．歯科医療は，当初から臓器別でありながら，「口腔」という「食べる」ことを担う，つまり日々生きるうえで人間のあり方の根幹に関わるものとして，「より良い生活」を担う役割を意識せざるを得ないという意味で，人間を可能な限り総体として診る立場に立っていたことだけは間違いのないことだと思います．

私は，この拙文を記すにあたり，各論より総論をと考えましたが，結果として極めてアバウトな総論とも言えない代物になってしまったことを後悔しつつ，しかし賢明な読者が何とか私の意を理解いただけるのではないかと勝手なことを考えております．

これからの専門家とは，専門のことだけを理解し実践するのではなく，専門を超えた，より根底的な認識の上に，自らの専門性という塔を建てなければならない厳しい使命を担うことになります．それが，時代の要請であり必然であるなら，医療や介護の提供者が共に手を携えて歩むことが大切な使命であり，本書がそれを担保するための具体的な方法論を示す役割を果たしていただくことを心から願っております．

公益社団法人 日本歯科医師会

会長　大久保満男

発刊に寄せて─日本歯科衛生士会からのメッセージ

　口から食べることは生きる力のみなもとであり喜びです．しかし，何らかの原因で口から食べることができなくなったときの健康障害やQOLの低下は，計り知れないものがあります．口腔の機能は生命維持にとって重要な働きをもっており，質の高い生活を送り，人間としての尊厳を保つうえでも大切な役割を果たしています．

　また，口腔は体の入口であるとともに，温度，湿度，栄養等において微生物が繁殖しやすい環境にあるため，う蝕・歯周病等の歯科疾患のみならず，誤嚥性肺炎等の感染症をはじめ，糖尿病や循環器疾患等の全身疾患にも密接に関連していることが明らかになっています．また，歯周病による病原性菌血症の全身へのリスクも報告されており，さらに，歯の喪失等による咀嚼機能の低下は，高齢者の低栄養の原因となるばかりでなく，生活機能の低下や認知症の誘因となることが注目されています．

　これらのことから，口腔衛生状態の改善や口腔機能の維持向上を図る歯科医療は，医科疾患の予防や生活の質の確保に寄与するとの考え方が普及してきており，チーム医療における医科歯科連携の必要性が高まってきています．また，急性期から医科歯科連携を行うことで，合併症の予防やQOL向上に寄与するとともに，回復期や在宅療養における医科歯科連携のシームレスな提供につながることが期待されております．

　歯科衛生士はこれまで，医科・歯科の診療体制が異なることから，チーム医療に関わる機会はほとんどありませんでしたが，超高齢社会において，人生の最期まで「口から食べることを支援」する医療・介護を実現するため，多種多様なスタッフと連携を図り，目的と情報を共有し，医科歯科連携のチーム医療を実践することが課題となっています．

　しかしながら，実際には，歯科を標榜している病院が少ないため，病院内の連携に限らず，地域における病診連携など，病院内・外を含む医科歯科連携の推進が不可欠となっています．また，医科歯科連携を円滑に進めるためには，医科医療機関から歯科医療機関への情報提供や他職種と歯科専門職との情報共有など，患者さんや家族を中心として，スタッフ間の顔の見える関係を築くことが大切であり，そのうえで，患者さんの全身状態や口腔状況にあった口腔機能管理計画に基づき，質の高い口腔ケアを提供しなければなりません．そのため，チーム医療の現場におけるさまざまな取り組みや実践事例を学び，その基本的な考え方や課題について確認し，認識を高めることが重要です．

　厚生労働省は，2010年に設置した「チーム医療推進会議」の下に「チーム医療推進方策検討ワーキンググループ」を立ち上げ，2011年に「チーム医療推進のための基本的な考え方と実践的事例集」を取りまとめました．さらに，実践的事例による取り組みを参考として，その安全性や効果等を検証し，2012年には「チーム医療推進実証事業報告書」をまとめ，多様な分野における115の実践例を報告しています．その中の医科歯科連携の

分野では 13 のチーム医療の実践報告があり，さまざまな取り組みが紹介されました．実施施設は，医科大学附属病院，社会福祉法人立の病院，赤十字病院，厚生年金病院，生協病院等さまざまですが，なかには歯科がない病院もあり，地域の歯科診療所との連携のあり方が課題となっています．また，歯科がある病院においても，従来の歯科診療の他に周術期等の口腔ケアが加わり，他科との連携が進むにともない，歯科診療科の歯科医師，歯科衛生士による対応に限界が生じ，口腔ケア専用室やスタッフ確保への要望が出ています．さらに，術前・術後に限らず，日常的に医科歯科連携が行われていれば，口腔内の症状の安定が図られ，良好な状態で入院・療養生活を送ることができることから，日常的な口腔ケアの普及・定着が重要であるとの提言も見受けられます．これらのことに対して，医科歯科連携スタッフが現場の状況に合せて解決・改善策を講じることが課題となっていますが，これらの実践例をふまえ，制度や仕組みに関する継続的な検討が望まれるところです．

医療が，"延命の医療"から"生活の中で支える医療"へとウイングを広げるためには，"口から食べることへの支援"を共通の目標として医科歯科連携を推進するとともに，医療の視点を疾病モデルから生活モデルに移行し，医療機関で完結するのではなく，地域で支え合うという理念と実践を共有することが求められます．

そのため，各スタッフの高い専門性を前提として職種間の理解を深めるとともに，情報の共有化による円滑なコミュニケーション，カンファレンスの充実，連携・調整力の強化や業務の標準化など，連携協働に向けた共通の学習と実践への体制づくりが喫緊の課題であると考えます．

これらのことから，多職種共同の「地域包括ケアを支える医科歯科連携実践マニュアル」が発行されますことは誠にタイムリーな企画であり，発刊の労をおとりいただいた関係の皆様に深く感謝申し上げます．

本書は，多職種とともに地域で支える医科歯科連携実践の書であり，病院・診療所，介護施設，社会福祉施設，口腔保健センター，そして地域保健等の業務に携わるすべての歯科衛生士の必携の書として推薦いたします．

公益社団法人 日本歯科衛生士会

会長 金澤紀子

地域包括ケアを支える
医科歯科連携実践マニュアル

目次

発刊にあたって ………………………………………………………………………… iii
発刊に寄せて―日本歯科医師会からのメッセージ ………………………………… v
発刊に寄せて―日本歯科衛生士会からのメッセージ ……………………………… vii

第1章 総論
    1. 口のリハビリテーションのすすめ …………………… 栗原正紀 2
    2. 超高齢社会に対応する歯科医療 ……………………… 佐藤　徹 7

第2章 連携のための医科・歯科・栄養の基礎知識と実際
    1. 口腔の基礎知識―解剖生理：機能そして障害 ……… 舘村　卓 14
    2. 障害高齢者に義歯を入れる意義 ……………………… 加藤武彦 21
    3. 高齢障害者の義歯製作―回復期リハビリテーション病院 … 加藤武彦 23
    4. 廃用症候群とリハビリテーション …………………… 馬渡敏也 26
    5. 口腔と栄養の関連―舌のサルコペニア ……………… 糸田昌隆 32
    6. 口腔衛生の基礎 ………………………………………… 古川由美子 37
    7. 口から食べる援助の基本 ……………………………… 大津比呂志 42
    8. 高齢障害者の口腔ケアの実際―食べられる口づくりのための
       口腔ケア＆口腔リハビリテーション …………………… 黒岩恭子 46
    9. 摂食嚥下の基礎知識―解剖生理・病態 ……………… 藤本篤士 50
   10. 嚥下リハビリテーションの実際―直接訓練・間接訓練 … 鶴田　薫 56
   11. 呼吸リハビリテーションの実際 ……………………… 小泉千秋 61
   12. 嚥下調整食の知識と連携の実際 ……………………… 西岡心大 65
   13. リハビリテーション栄養の基礎知識と実際 ………… 若林秀隆 70
   14. 検査値の読み方 ………………………………………… 藤原　大 74

第3章 医科歯科連携の現状と展望
    1. 医科歯科連携の基本的な考え方 ……………………… 栗原正紀 82
    2. 病院チーム医療における医科歯科連携構築の現状と展望：チームゆふ
        ………………………………………………………… 森　照明, 他 88

　　　　3. 歯科診療所からみた医科歯科連携の現状と展望............青柳公夫　93
　　　　4. 訪問歯科診療における連携の重要性........................吉田春陽　97

第4章　病院・在宅での連携事例紹介

　　　　1. 回復期リハビリテーション専門病院における医科歯科連携の工夫
　　　　　　　..伊東由美子　102
　　　　2. 大分や湯布院での取り組み....................................小野利行　109
　　　　3. 熊本での取り組み..辻　友里　113
　　　　4. 岩手県奥州市歯科医師会の医科歯科連携の取り組み...佐々木勝忠　116
　　　　5. 医師・歯科医師を多職種連携の中へ―鳥取県西部地域での取り組み
　　　　　　　..足立　融，他　119

第5章　医科歯科連携実践のためのツール

　　　　1. 地域連携ツールとしてのえんげパスポート................藤島一郎　124
　　　　2. 歯科連携シート（連携開始用）.............................外城康之　127

第6章　医科・歯科連携に関するアンケート調査

　　　　医科・歯科連携に関するアンケート調査のまとめ...........角町正勝　130

おわりに...133

第 **1** 章

総 論

第1章 総論

1 口のリハビリテーションのすすめ

長崎リハビリテーション病院，医師　栗原正紀

はじめに

　団塊の世代が75歳以上となる2025年には超少子高齢社会を迎える．非常に少数の生産者人口が大量の要介護者を支えていかなければならない．財源を含めたわが国の社会保障体制そのものの大問題である．今までに経験のない大変な時代がやって来る．このための新たな体制づくりとして，地域医療提供体制の整備，在宅医療の推進，医療介護の連携，そして人口約1万人単位（およそ中学校単位といわれる）における地域の自助・互助力を基盤とした地域包括ケアシステムの構築が急務とされている．

　さらに地域医療においては機能分化と連携によって効率的・効果的で安全安心な質の高い医療サービスが提供され，在宅復帰が可能となる仕組みづくりが求められている．つまり"急性期における高度な臓器別専門的治療を着実に安心した地域生活につないでいく"ことを目的とした医療提供体制の整備である．これらの背景には「従来の臓器別専門治療のみでは容易に廃用となり，誤嚥性肺炎などの合併症を併発し，入院が長期化して，ついには寝たきりとなってしまう」という高齢者特有の問題が存在する．

　この課題を克服するためには，医師や看護師が担い，臓器別専門治療のみで構築してきた今までの地域医療のあり方から脱却し，多職種専門家チームによって，疾病（病巣）を治療（救命）するのみならず，入院早期から「生活」を視野に入れ，地域生活を支えるような包括的な高齢者医療の体系化が必要となる．

　高齢者は加齢に伴い，種々の生理機能が低下し，①多病性，難治性，易感染性，②口腔や消化器機能の低下に基づく潜在的低栄養状態，③低活動性，行動範囲の狭小化，④抑うつ的，孤立的となり，総じて易廃用性であることが特徴として挙げられる．そのために入院等何らかの要因によって容易に寝たきりになってしまうのである．これらに対する具体的な対策案は急性期（救急）医療から在宅地域生活支援に至るまで，1）廃用・寝たきり予防を目的としたリハビリテーションサービスの実現，2）徹底した栄養管理の実施，3）慢性疾患の継続的治療，そして4）口腔衛生の改善による誤嚥性肺炎の予防を目的とした口腔ケアや積極的な口腔機能の改善・向上策の展開などが地域医療の基盤（臓器別専門治

療の前提）として，多職種専門家チームによって幅広く，かつ包括的に展開・継続されることである．この意味で歯科医師・歯科衛生士や管理栄養士などがチームの一員として参画し，質の高い医療サービスを提供していくことが期待されているのである．

本稿では，このように今後ますます多職種協働による包括的医療サービスの提供が求められる状況下で，医科歯科連携の基本的考え方ともいえる"口のリハビリテーション"について概説・整理する．

"口のリハビリテーション"とは？
～その理念と基本方針～

"口のリハビリテーション"とは単に解剖学的な口（口腔）のリハビリテーションを意味するものではない．その理念は『どのような障害があっても，最後まで人としての尊厳を守り，諦めないで口から食べることを大切にするすべての活動』を意味し，口から食べることを総合的かつ包括的に支援しようとする想い（マインド）が原点となる．基本方針として単に摂食嚥下に留まらず，口腔のもつ3大機能（呼吸，咀嚼・摂食嚥下，構音）を重視することを掲げ，①徹底した多職種協働により，②口腔ケアの徹底，③栄養管理の実施，④廃用症候群の予防を行い，⑤救急から在宅まで継続して支援する包括的な取り組みが重要であることを強調している．まさに"口のリハビリテーション"は生活を支える医療を提供しようとする医科と歯科従事者が共有する大切な視点であり，医科歯科連携の重要なキーワードである．

過去の医療からの脱却！
～共に生活を支える医療の実現を目指す～

従来，医科では診断学で学んだ以外，臨床の現場ではまったくと言ってよいほど"口"（口腔）には関心を払ってこなかったように思う．消化器科医師は食道より末梢，呼吸器科医は気管より末梢を専門領域とし，口腔を専門領域の一部として診てきたのは唯一，耳鼻咽喉科の医師と言っても過言ではないであろう．

そのために「病気は治ったが寝たきりになった．誤嚥性肺炎を繰り返すから口から食べさせることは非常に危険だ」と，評価も改善の手立ても何ら行わずに，胃瘻を造設し，経口摂食は容易に断念してしまう．いまだこのようなことが多々起こっているのが現状であろう．

一方，歯科のほうは歯の治療に専念し，インプラント技術まで進歩してきたが，残念ながら口腔を機能体として捉えた障害学が十分には普遍化されていないように思われる．そのため総義歯を何個も持っているが，結局使っているのは外出のときだけといった高齢者がいたり，総義歯を作製・調整するのに食事の場面を見たことがなかったり，そもそも障

第1章　総論

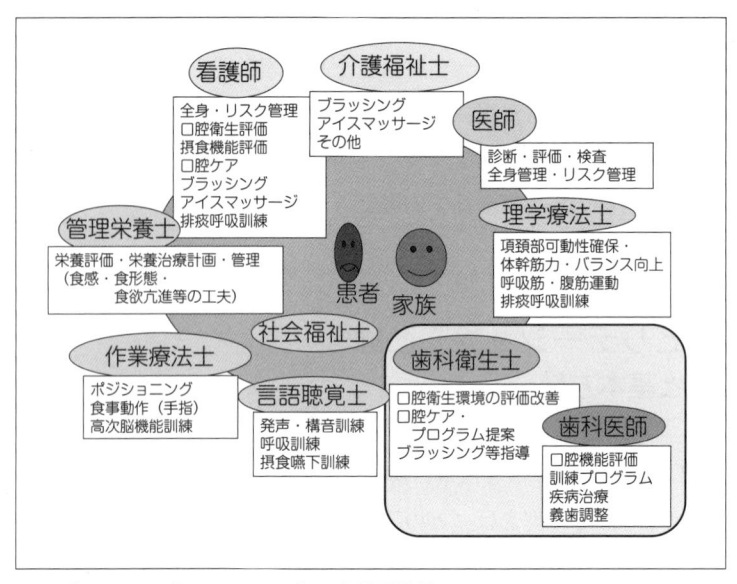

図1 "口のリハビリテーション"と多職種協働

害高齢者を診たことがないといった歯科医師が多いように聞く．

　しかし高齢化が急速に進み，疾病構造が大きく変化するに従い，誤嚥性肺炎患者や胃瘻患者が急増している実情を鑑みたとき，口腔機能障害の改善に医科も歯科も協働して対処することが求められていることは明らかである．医科や歯科界に従事する専門職が互いに理解し合い，共に学び，互いに尊重して"諦めずに口から食べることを支援する"ことを共通の価値観として協働する医科歯科連携のシステム（"口のリハビリテーション"の展開）を構築することが重要である．

求められる多職種協働の場への参画（図1）
～チームの一員としてそれぞれが担う役割～

　安心して口から食べるためには，第一に意識が清明であり，集中力が必要である．そして体幹筋力・バランスがよく，座位姿勢が保持されることも重要であり，また首の前後屈が可能でなければならない．これら口から食べるための下地をしっかりと構築するためには看護師のみならず，理学療法士や作業療法士による適切な評価および専門的支援が大切である．そして昨今では嚥下機能等に関して特に言語聴覚士が専門家として関わるようになってきており，さらに栄養管理や食物・食形態などの専門職として管理栄養士・栄養士などがチームの一員として関わるようになってきた．このように"安心して口から食べられるように支援する"ためには多くの専門職が目標を共有し，チームとして関わることが大切であり，口腔衛生・機能の専門としての歯科医師・歯科衛生士が積極的に参画することが望まれる．まさに"口腔は多職種協働の場"として捉えることができる．

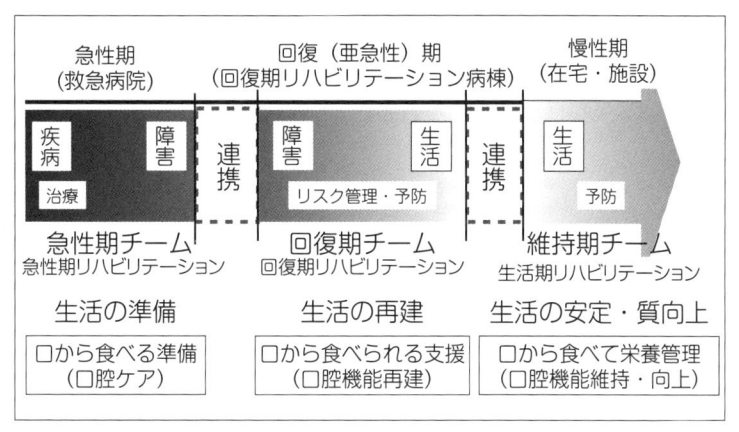

図2 機能分化・連携と口のリハビリテーション

生活を支える地域医療と"口のリハビリテーション"の展開（図2）
～機能分化・連携の重要な視点～

　機能分化・連携によって地域医療においては急性（救急）期・回復（亜急性）期・生活（慢性）期医療の流れが明確な形で整備されていくであろう．急性期（救急）医療においては，臓器別専門的治療に並行して廃用症候群や誤嚥性肺炎などの合併症を予防する目的で早期からのリハビリテーションや口腔ケア，そして栄養管理が実施される（「生活の準備」）ことが重要となる．また，回復（亜急性）期医療では再発予防・全身管理（慢性疾患の治療も含め）とともに，急性期後の残存する障害の改善と家庭復帰を目指した集中的回復期リハビリテーションサービスが提供されることで「生活の再構築」，そして在宅復帰支援が行われる．生活（慢性）期では「生活の安定化・維持向上」そして地域社会の一員として参加できるように支援することを目指した生活期リハビリテーションサービスの提供が肝要となる．

　このような急性期から地域生活に至るまで生活の視点が異なるように，"口のリハビリテーション"も視点を異にした支援を実施する．①急性（救急）期では「口から食べる準備」を実施；徹底した口腔ケアによる口腔衛生環境の整備，総義歯の装着支援等．②回復期では「口腔機能の再建」を実施；口腔衛生および機能（咀嚼・嚥下機能を含む）の適切な評価と計画に基づく障害の改善．そして③生活期では口から食べることの継続的支援・口腔機能の維持・向上，さらには口から食べることで適切な栄養が確保されることを目指していくことが重要である．

おわりに

　筆者が脳神経外科医として救急医療に従事していたころ，くも膜下出血術後に球麻痺に

よる嚥下障害が出現した患者から「死んでもいいから，口から食べさせてくれ！」と言われたことがある．しかし，筆者らは球麻痺だから経口摂取はとても不可能と判断して，持続的経鼻経管による栄養摂取法しかないと伝え，本人に"命がやっと助かったのだから"と諦めさせていた．

　ところが一方，当時，重度障害患者の家まで訪問し，寝たきりを起こして"口から食べられるように"と頑張って関わっている一人の歯科医師に出会った．救急病院で寝かせきりにし，ましてや口から食べることはとても不可能と判断（客観的検査などしていない状況で）していた患者が彼の諦めない努力で少しずつ食べられるようになっていったことを知った．そして，救急病院から歯科も共に関われるようなシステムを作った（1997年，長崎脳卒中等口腔ケア支援システム）．当時は連携も，多職種によるチーム医療も，ネットワークも言われていない時代だった．筆者にとって医科・歯科連携の始まりであった．

◆ 文　献
1) 栗原正紀：救急車とリハビリテーション．荘道社，1999
2) 栗原正紀：続・救急車とリハビリテーション．荘道社，2008

第1章 総論

2

超高齢社会に対応する歯科医療

日本歯科医師会，歯科医師　佐藤　徹

はじめに

　現在の超高齢社会を迎えた日本の状況は，65歳以上の国民の占める割合が25.1％（2014年4月15日総務省発表推計値）となり，国民の4人に1人が高齢者となった．また，2001年からの要介護5認定者と高齢者人口の推移をみると，その比率は2009年に至るまで65歳以上の人口増加割合よりもはるかに要介護5の認定者数の割合が高い結果であり，これは後期高齢者の増加に伴う虚弱高齢者の増加が著しいことが原因といえる．

　近年，さまざまな研究成果として，口腔の健康維持が高齢者のQOL維持向上と深く関わっていることが示されてきている．例を挙げると，歯数の保全・義歯装着による咬合の確保が生存期間と高い相関を示すこと，口腔ケアによる口腔内プラークの除去が誤嚥性肺炎・糖尿病の症状悪化・術後合併症の発症予防へつながること，歯を残すことによる認知症予防への効果等があり，さらに国による研究も進められる予定である．

　また，増加する後期高齢者の口腔機能低下の予防と全身疾患発生リスク低減のため，今年度から後期高齢者医療広域連合（保険者）による歯科健診が多くの地域で実施され，制度化に向けた足がかりとして期待される．

　一方で，2009年度内閣府による「高齢者の日常生活に関する意識調査」の結果，日常的楽しみに関する事項で「友人との会話，食事・飲食」など，歯や口に関わる事項が上位にランクされている．しかも2004年度同調査結果と比較すると，食事・飲食と答えた人が10ポイントも増加しており，今後に向けてさらに歯科の関わりが重要であることは論を俟たない．

　このような中，日本歯科医師会は2005年度大久保執行部発足当初から「歯科医療の目的は"食べる"，"話す"など，『生きる力を支える生活の医療』である」と定義し，諸活動を行ってきた．つまりこれまでの歯の治療から食べる幸せへと広げること，口から食べる機能を最後まで残すことが，われわれ歯科医療関係者に課せられた責務であると主張し続けてきた．

　そこで，本稿では，これまでの日本歯科医師会における在宅歯科医療推進および医科歯

科連携への取り組みを紹介し，超高齢社会に対応する歯科医療について述べることとする．

在宅歯科医療推進のための取り組み

　日本歯科医師会と厚生労働省は質の高い在宅歯科医療を全国各地域に提供するために協議し，全国ブロックや，都道府県における事業を支援しており，代表的な2つの事業を紹介する．

1．歯の健康力推進歯科医師等養成講習会

　高齢期・寝たきり者等の口腔ケアの推進を図るため，5日間にわたり講習会・施設見学を実施し，在宅歯科医療，口腔ケア等プロフェショナルケアについて専門性をもつ歯科医師および歯科衛生士をより多く養成し，地域包括ケア体制に向けて，地域における在宅歯科医療の受け皿の充実を目的に2008年から厚生労働省委託事業として実施されている．これまでの修了者数は2,199名であり，今年度も実施要件を緩和しつつ実施中である．

2．在宅歯科医療連携室整備事業

　厚生労働省から都道府県への統合補助金メニューであるが，受け皿として養成された歯科専門職が，在宅歯科医療における医科や介護等の他分野との連携を図るための窓口を設置することにより，住民や在宅医療を受ける者・家族等のニーズに応え，地域における在宅歯科医療の推進および他分野との連携体制の構築を図ることを目的に実施されており，2013年3月31日現在，29都道府県で実施されている．

　上記2事業に加え，在宅歯科医療のための機器整備についてはこれまでも在宅歯科診療設備整備事業として実施されていたが，2013年度経済産業省の課題解決型医療機器等開発事業により，患者・術者双方に安全で効率的な在宅訪問歯科診療を提供する軽量・コンパクトな「在宅訪問歯科診療専用ポータブル器材パッケージ」が開発された．
　しかし，歯科医院の約8割は歯科医師一人体制の診療所であるため，在宅歯科医療提供において，質や量の確保に関しての課題は解決されておらず，現状を改善すべく，2010年度診療報酬改定に伴い，在宅療養支援歯科診療所が新たに施設基準として設けられた．これまでの取り組みにより，ある程度医科や介護等の他分野および住民に対して在宅歯科医療の重要性について認知・理解が進んではいるものの，いまだきわめて不十分であり，加えて地域間格差是正やさらなる専門性の向上が必要である（表）．

表 在宅歯科医療の需要・供給（都道府県別状況）
～都道府県別在宅歯科医療の需要・供給の類型（2011年）～

	1診療所当たり要支援・要介護者数	訪問歯科医療実施割合		1診療所当たり要支援・要介護者数	訪問歯科医療実施割合		1診療所当たり要支援・要介護者数	訪問歯科医療実施割合
島 根	高	高	徳 島	高 ↑	高 ↑	群 馬	中	中 ↑
秋 田	高	中 ↑	香 川	高 ↑	中	奈 良	中	中 ↓
福 井	高	中	福 島	高 ↑		兵 庫	中	中
青 森	高	中 ↑	石 川	高 ↑	低	沖 縄	中	低
山 形	高	高	宮 崎	高 ↑	中	山 梨	中	中 ↓
高 知	高	中 ↓	岡 山	高	高 ↑	静 岡	中	低
大 分	高	中	長 野	高 ↑	高 ↑	福 岡	中 ↑	中 ↑
富 山	高	中 ↑	新 潟	中	高 ↑	大 阪	中	低
鳥 取	高	中	三 重	中	中	栃 木	中	低
愛 媛	高	中	佐 賀	中	高 ↑	茨 城	中 ↑	低
鹿児島	高	高 ↑	京 都	中	中	愛 知	低	中 ↑
山 口	高 ↑	中	宮 城	中	低	埼 玉	低	低
岩 手	高	高 ↑	滋 賀	中	低	神奈川	低	低
熊 本	高	中 ↑	広 島	中	中	千 葉	低	低
長 崎	高	高	岐 阜	中	高	東 京	低	低
和歌山	高 ↑	中	北海道	中	中	全 国	77.8	20.3%

1) 1診療所当たり要介護者：100人以上（高），70人以上100人未満（中），30人以上70人未満（低）
2) 訪問歯科医療実施割合：30%以上（高），20%以上30%未満（中），20%以下（低）
3) 上下矢印は平成20年報告と比較し高・中・低の変化を示した
4) 需要・供給が高・低および中・低となっている都道府県に網カケを付与した
5) 福島県は全域で対象外である

医療連携（医科歯科連携）における取り組み

　第6次医療計画ではこれまでの4疾病に加え，精神疾患と在宅医療が位置づけられ，これまでよりさらに医科との連携が求められることになった．とりわけ，がんに関しては，がん対策基本法において，がん患者を中心とした，患者の立場に立ったがん医療が国策として掲げられ，がん患者が苦痛の少なく，安心して治療を受けられる体制を構築することが求められているため，歯科支持療法としての口腔ケアが病院関係者を中心に注目を集めている．また，糖尿病に関しては歯周病との関わりが認知されつつあり，医療現場での具体的な医科歯科連携を進めていく．

1．がん診療医科歯科連携推進事業

　がん治療においては，重い口内炎や出血，口腔乾燥，顎骨の壊死など，がん治療が原因で起こる合併症に悩む患者は多く，腫れや痛みで食事もままならず，QOLも著しく低下した結果，治療の中断や延期を余儀なくされるケースや，免疫の低下で誤嚥性肺炎をはじめとする術後感染症を引き起こすこともある．2010年度から国立がん研究センターおよ

第 1 章　総　論

```
2013年度
(1) ナショナルテキスト普及に向け都道府県歯科医師会担当者に対するリーダー養成（伝達）講習会の開催
(2) がん診療医科歯科連携推進協議会の開催・評価項目等の検討
(3) ナショナルテキストを用いた講習会の実施
(4) 全国都道府県における連携講習会の計画作成および実施支援

2014年度
(1) 全国都道府県におけるがん診療医科歯科連携講習会の実施（ナショナルテキスト使用）
(2) がん診療医科歯科連携推進協議会における事業評価の検討
(3) 全国における事例発表会等
(4) がん診療医科歯科連携名簿運用体制の確立

2015年度
(1) 全国都道府県におけるがん診療医科歯科連携講習会の実施（ナショナルテキスト使用）
(2) がん診療医科歯科連携推進協議会における事業評価
(3) 全国における事例・評価発表会等
(4) がん診療医科歯科連携名簿の運用
(5) がん診療医科歯科連携推進事業の成果検討、見直し（緩和ケア・在宅歯科医療等）
```

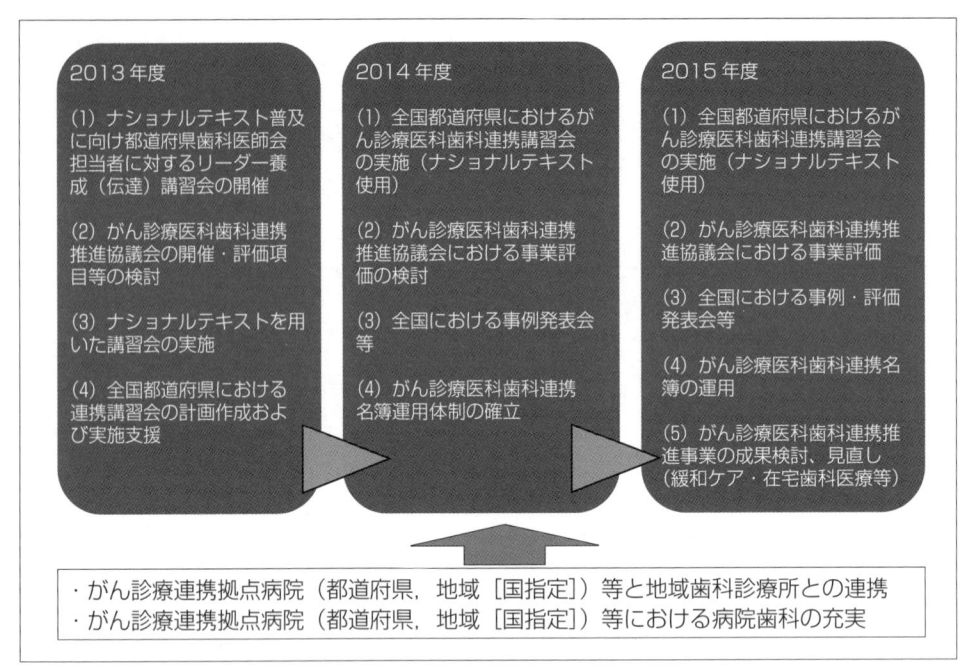

・がん診療連携拠点病院（都道府県，地域［国指定］）等と地域歯科診療所との連携
・がん診療連携拠点病院（都道府県，地域［国指定］）等における病院歯科の充実

図1　がん診療医科歯科連携推進事業年度計画概要
〜新たながん対策基本計画に基づく人材育成計画〜

び日本歯科医師会による医科歯科連携事業が開始され，2013年度からは厚生労働省委託事業として実施されている「がん診療医科歯科連携推進事業」はがん患者の口腔ケアなどを地域歯科医療機関に依頼して実施する連携体制の構築を狙いとしている．具体的には，日本歯科医師会主催により，都道府県歯科医師会が開催する講習会を受けた地域の歯科医師が，がんセンター等の紹介で受診したがん患者の口腔ケアや歯科治療に当たるというものである．

　すべてのがん患者さんが日本中どこにいても，安心してがん治療を受けながら質の高い生活を営むことができる仕組みを確立するため，厚生労働省からの委託費によって全国展開している（図1）．

2. 糖尿病と歯周病における医科歯科連携

　糖尿病重症化予防および歯周病重症化予防への取り組みは，国民が健康で質の高い生活を送るために他の生活習慣病対策とともに重要である．これまでの研究結果から，糖尿病と歯周病の関連は2つの方向があり，1つは糖尿病患者が歯周病になりやすいこと，もう1つの方向は歯周病があると糖尿病の治療が難しいことがわかってきた．つまり，糖尿病の存在により歯周病が進行し，同時に，糖尿病も進行していくという悪循環に陥ることが指摘されている．

　そこで，日本歯科医師会は，これまで日本糖尿病協会と連携し，同協会における歯科医師登録医制度の推進，糖尿病連携手帳の普及・活用を行ってきた．しかし，地域医療現場

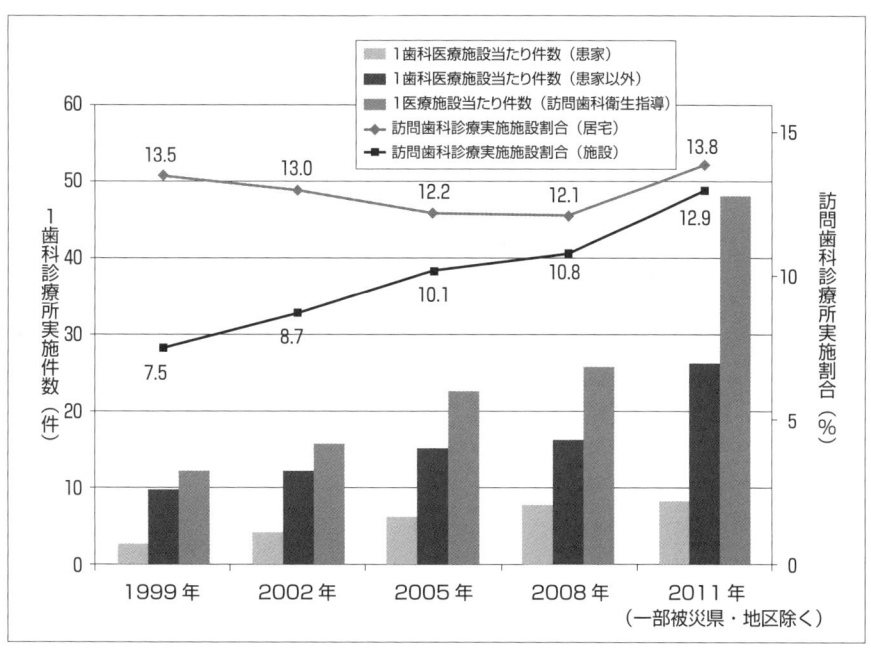

図2 訪問歯科診療実績推移（医療施設調査より）

での医科歯科連携の実績が少なく，今後さらに普及拡大を図るため，日本医師会，日本歯科医師会が連携し，医科診療所（病院）と歯科診療所間での情報提供システムの構築を目的に，日本糖尿病対策推進会議ワーキンググループにおいて具体的内容を検討し，医科歯科連携の好事例となるモデル事業を全国数カ所で実施予定である．

今後に向けて

　現在，日本が直面している急速な高齢化の進展に対しては，これまでの病院完結型医療から超高齢社会における老年期患者を中心とした地域完結型医療へと変化することにより対応せざるを得ない．当然，国の医療政策も近年在宅医療に大きく舵を切り，病気と共存しながらQOLの維持・向上を目指している．すなわち，患者の住み慣れた地域や自宅での生活のための医療，地域全体で治し，支える医療として，住まいや自立した生活の支援までも切れ目なくつながる，これまでの医療と介護を一体化した提供体制を目指している．このことはまさに日本歯科医師会がこれまで歯科医療の目的として掲げてきたことに符合している．しかし，現状では訪問歯科診療を実施する歯科医療機関は増加傾向にあるものの，きわめて不足している（図2）．超高齢社会に対応する歯科医療推進のためには，在宅歯科医療の需要に応えられる量と質を担保するための供給体制を全国的に確立しなければならない．

　加えて，10年後には団塊の世代が後期高齢者となり，そのときには現在の50歳代が前期高齢者となる．この50代は歯の喪失をはじめ歯周病により口腔の健康状態が悪化しや

第1章　総　論

すい時期であるため，超高齢社会への対応には成人の歯科保健対策が重要であるとともに生活習慣病が増加する年代とも重なることから，その予防や重症化防止対策も併せて必要である．

人生の最終段階まで口から食べる機能を残すために，歯科医療の目的を〈歯の治療〉から〈食べる幸せ〉へと拡げ，診察室のみならず，地域社会への展開により，生涯にわたる歯の喪失予防への不断な取り組みを基盤として，「治し，支える医療」「生きがいを支える歯科医療」の実現を目指す方向性を多くの関係者と共有したい．同時に，口腔ケアは，すべての世代にとってトータルなヘルスケアの入口であることを国民が理解し，行動するための啓発にも力を入れる必要がある．

第 **2** 章

連携のための
医科・歯科・栄養の
基礎知識と実際

第2章 連携のための医科・歯科・栄養の基礎知識と実際

1 口腔の基礎知識
解剖生理：機能そして障害

一般社団法人TOUCH，歯科医師　舘村　卓

はじめに

　本稿では基礎知識としての解剖・生理を扱う．図と名称の列記ではなく，医科歯科連携における口腔リハビリテーションの対象の中心である咀嚼嚥下機能のリハビリテーションに有用であることを記述する．

　咀嚼中の食物は，順次後方に送られる運動（Stage II 送り込み）によって，喉頭蓋谷で一定量貯留した後，未咀嚼の食物が口腔内に残留していても嚥下されるという複雑な運動によって処理される．このように同時進行する運動に関わる解剖生理の解説は複雑すぎるため，現在一般的に理解されている5期型嚥下モデル（先行期，準備期，口腔期，咽頭期，食道期）に沿って記述する．

先行期：食物認知の段階

　食事を摂るには，食物を認知し，咀嚼嚥下器官を準備するために覚醒している必要がある．先行期に口腔器官が関与することはないが，覚醒レベルが低下していると口腔感覚の閾値は上昇するため，以後の段階に問題が生じる．

準備期：食物の咀嚼段階

　口に運ばれた食物は歯牙によって咬断されるか，食器から口唇で拭いとられる．食事の量，物性，味に応じて咀嚼の様相は変わるが，通常固形物は舌により臼歯部に運ばれ，どちらも前後上下左右に運動する舌と下顎によってすり潰される．食塊のすり潰しは，舌と軟口蓋（口蓋腱膜）との圧迫によっても行われている．

　口腔前庭に落ちた食塊は頬部の筋群の緊張により，口底に落ちた食塊は舌によって臼歯咬合面に戻されて咀嚼されながら咽頭方向に順次送られる（Stage II 送り込み）．口唇は

1. 口腔の基礎知識

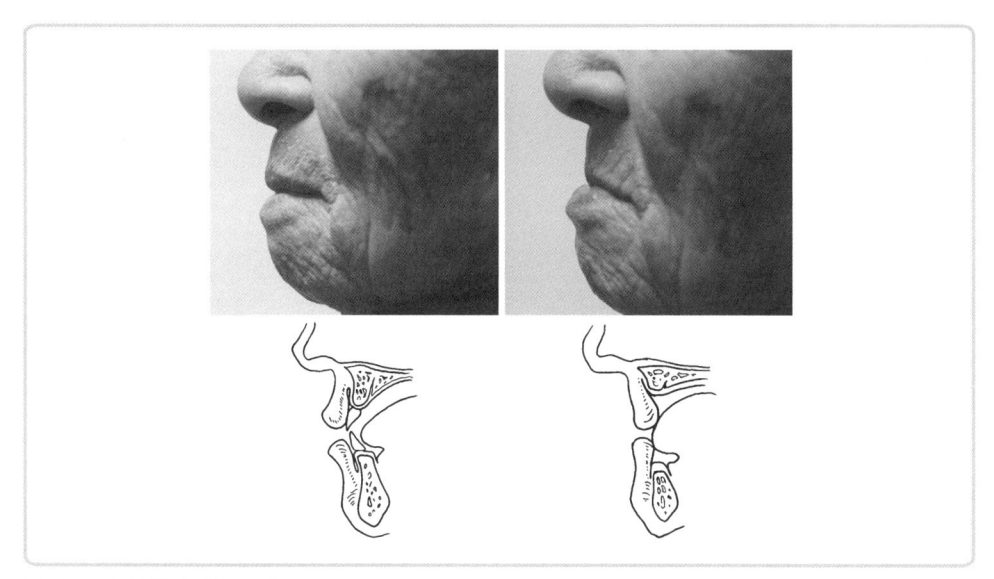

図1 口唇閉鎖と前歯の有無
左：上下総義歯装着時の側貌と口腔内，右：上下総義歯撤去時の側貌と口腔内．
前歯は口唇の口腔内への運動に対する抵抗になるが，失うと口唇は口腔内で安静位をとるため，長期的に廃用化する．

閉鎖されるため，呼吸は経鼻的に行われる．したがって，閉鼻であると口呼吸するために，咀嚼時間は延長する．準備期に必要な条件は，口唇機能，歯牙ならびに歯周組織，下顎運動，咬合力，唾液である．

1．口唇機能

口唇は閉鎖運動時に口腔内に引き込まれる（図1）．したがって，前歯は口唇運動の抵抗となるため，閉鎖運動時に閉鎖筋群の機能は維持される．上顎前歯の欠損が長期に放置されると，口唇閉鎖筋群への負荷は消失し，廃用化する．

2．歯牙，歯周組織

歯科疾患により噛めない場合や咬合を維持していた義歯が外されている場合に咀嚼の不要な軟食で対応することが多く，丸のみに近くなるため咀嚼筋群は廃用化する．さらに咬合に関わる義歯が外されていると口腔容積は減少して，本来は3次元6自由度（前後，上下，左右）であった舌の運動範囲が制限され，舌機能の廃用化により咀嚼機能は障害される．

3．下顎運動と顎関節運動

咀嚼運動時の下顎骨の前後上下左右運動は，左右の顎関節頭が亜脱臼することで可能になっている．筋肉の集合体である重い舌は下顎骨体部に付着しているため，直立位の場合，下顎骨にかかる重力は前方へのベクトルをもち，咬合力の合力のベクトルも前方への

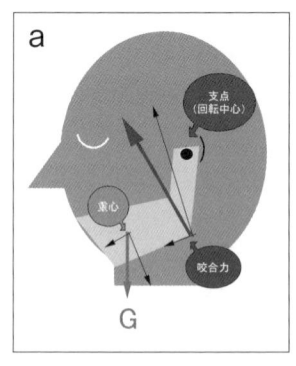

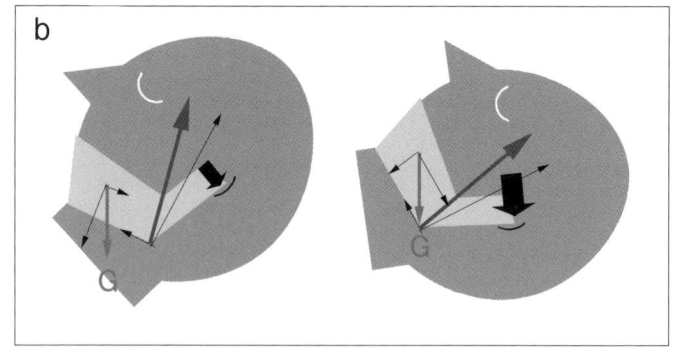

図2 頭位と下顎
a：直立した状態では下顎にかかる重力は顎関節を前方移動させる．
b：頭位の後傾角度が大きくなると顎関節は亜脱臼できないうえに開口状態となる．

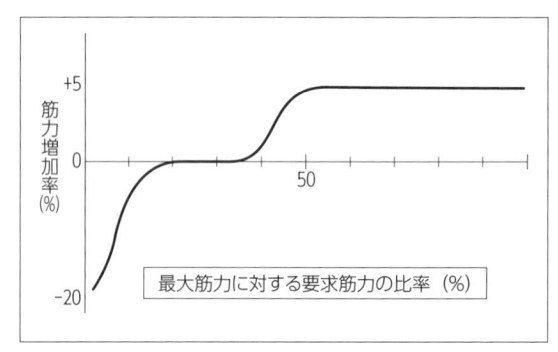

図3 筋力トレーニングのための筋力，廃用性変化が生じる筋力
ある筋が出し得る最大筋力を100％としたとき，日常生活は最大筋力の約1/3程度の筋力で行われるが，筋力は増強されない．35〜50％程度の筋力を使うと筋力は増加するが，廃用性変化は20％程度以下の筋力を使っていても生じる．

ベクトルをもつ（図2a）．その結果，重力は顎関節を亜脱臼させる力となり，咀嚼運動は良好に行える．

頭部が後傾すると（図2b），重力は顎関節を後方に押すために左右運動できなくなり，咀嚼の不要な食事しか摂れなくなる．仰臥位では，咀嚼筋の収縮方向と重力は直交状態に近くなるため咀嚼はほとんど不可能になり，さらに開口を生じる．舌は沈下して咽頭を狭窄するため，ガス交換が困難になり，嚥下経路を塞ぐために誤嚥リスクは高まる．

4．咬合力

咬合力は，3つの閉口筋（咬筋，内側翼突筋，側頭筋）の合力であり，第1大臼歯部での咬合力は体重程度である．図3は，最大に出せる筋力を100％とした際に，どの程度筋力を使うと筋力がどれほど増強されるかを示す概念図である．日常生活（楽にできる作業）では約20〜35％程度であり，筋力は低下も増強もしないが，35〜50％程度の範囲（少し頑張る）では筋力に応じて増強される．50％以上では筋力の増加率は変わらず，

70％以上では筋疲労が生じることで持続的に運動できないために訓練効果は低下する．また，この図は，廃用化が最大筋力の20％以下の活動で生じることを示している．

これらのことから，食事を使う訓練では，少し頑張る咬合力を必要とする食事を用い，極度に硬い食物やほとんど筋力を使わない軟食では効果が乏しいことがわかる．

5．唾　液

唾液は，大唾液腺と小唾液腺から1日に1.0～1.5L分泌される（顎下腺65％，耳下腺30％，舌下腺5％）．唾液には安静時に口腔粘膜を覆う安静時唾液と口腔内への刺激（咀嚼，口腔清掃等）によって生じる刺激性唾液がある．安静時唾液は，体内水分量と加齢の影響を受け，刺激性唾液の量に加齢の影響は少ないとされている．しかしながら，唾液腺組織は加齢によって線維化が進行して産生量は減少するため，刺激性唾液も影響されると思われる．

寝かせきりに伴う開口状態は口腔乾燥の原因となり，また長期の軟食の摂取や非経口的栄養法では咀嚼を要求しないために刺激性唾液を分泌する能力は低下する．唾液は，潤滑，抗菌，保護作用を有するため，口腔内の自浄作用は失われ，誤嚥性肺炎のリスクは高まる．

「味」は水溶性の味覚物質が唾液に溶けて舌表面の味蕾に到達して知覚される．口腔衛生状態が低下して舌表面が歯垢（舌苔）で覆われると味がわかりづらくなるうえ，歯垢は細菌が産生した酸を放出するため異味感が強くなる．舌苔が認められる場合，食前に除去し，誤嚥性肺炎を予防し，味覚感受性を高めることが必要である．

口腔期：食物を後方に送り込む段階

口腔期前半では，舌と口蓋の圧迫力が後方への推進力になるため，口唇閉鎖機能，上顎前歯，口蓋組織の被圧縮性，食塊の物性や量等が調節に影響する．口腔期の後半では，口峡を開大して咽頭に食塊を送り込み始め，咽頭に入ると口峡を再閉鎖して咽頭を閉鎖腔にするため，軟口蓋運動に関わる口蓋帆挙筋と口蓋舌筋の活動が重要になる．

1．口唇閉鎖機能と上顎前歯

上顎前歯があると歯槽堤の高さは維持され，口唇が閉鎖されていると舌と口蓋との圧迫圧が食塊に良好に伝達される．しかしながら，上顎前歯を失うと歯槽堤は低くなり，上口唇の閉鎖圧の低下（図1）とともに，舌と口蓋の圧迫圧によって口唇から食物は口腔外にこぼれる．

2．口蓋組織の被圧縮性

口腔期前半での送り込み圧は，舌が硬口蓋に圧平されて生じるが，食塊が軟口蓋に到達

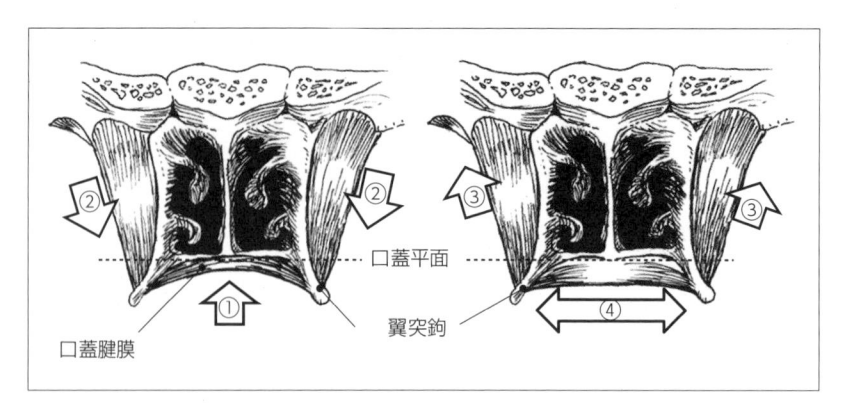

図4　口蓋腱膜による送り込み圧の発生機序
食塊を介して口蓋腱膜を舌が押す（①）と口蓋帆張筋の垂直部は伸長される（②）．垂直部に分布する筋紡錘の作用によって反射性に垂直部は収縮する（③）．翼突鈎を介して口蓋腱膜は左右に進展されることで，安静時にはドーム状になっていた口蓋腱膜が平坦化する（④）．その結果，下方に向かう圧が発生する．

した後は能動的に発生する．左右の口蓋帆張筋は，下方に走行した後，蝶形骨の内側翼突板の先端の翼突鈎において内側に走行を変えた後，左右の筋線維が混じり合って口蓋腱膜を構成する．翼突鈎は骨口蓋の高さより低いため，口蓋腱膜はドーム状になる．口蓋帆張筋の筋紡錘は垂直部分に稠密に分布するため，口蓋腱膜を上方に圧迫すると翼突鈎を介して垂直部は急激に伸長されるため反射性に収縮して口蓋腱膜は平坦化する．すなわち，舌が口蓋腱膜を圧迫すると，反射性に平坦化した口蓋腱膜による下方に向かう圧によって圧迫圧は増大する（図4）．

3. 食塊の物性や量

水のように拡散しやすい流体では，送り込み圧は変化しないため舌での送り込みの調節は難しい．一方，ずり速度によって粘性の変わる流体では，舌と口蓋の圧迫圧によって粘性が変化するため，送り込み速度が調整できる．液体食品や一口大の固形食品では，粘性が高くなると舌口蓋圧は上昇するため訓練に使える．一方，粒状食品（刻み食等）では，粘性とは関係なく舌口蓋圧が分散して一定の圧になり，訓練効果は期待できない．

4. 口蓋帆挙筋活動，口蓋舌筋活動

流体では先端が，軟口蓋から前口蓋弓近傍に達した際，また固形物では喉頭蓋谷に一定量貯留した際に嚥下動作が始まる．口蓋舌筋活動により舌側縁が挙上して樋状になり，その直後に口蓋帆挙筋活動により軟口蓋が挙上して口峡が開放されて食塊は咽頭に流入する．

口蓋帆挙筋も口蓋舌筋も個人ごとに決定される至適嚥下量の一定の範囲内では，それらの筋活動は口腔内の食事量に相関する（図5）．すなわち，長期に非経口摂取であると，口蓋帆挙筋も口蓋舌筋も低い筋活動で経過するため，拘縮に陥り，口峡が開大しなくな

1. 口腔の基礎知識

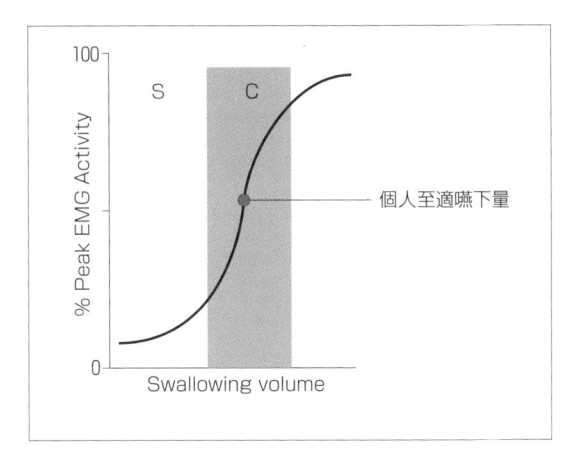

図5 口蓋帆挙筋，口蓋舌筋活動と嚥下量
一回嚥下量が個人が楽に飲める量（個人至適嚥下量）を中心とする特定の範囲内では，口蓋帆挙筋活動も口蓋舌筋活動も嚥下量に相関する．すなわち，長期に非経口摂取で経過すると両筋は廃用化して口峡の開閉は困難になる．

る．
　口蓋帆挙筋は軟口蓋の挙上を中心的に担う筋であり，運動性構音障害で軟口蓋麻痺の場合に用いる軟口蓋挙上装置は，この筋の作業負担を軽減する．

咽頭期：反射性嚥下の段階

　咽頭期は独立して運動することはなく，口腔の食物が，随意運動で咽頭に送り込まれないと発生しないので，咽頭期だけの訓練は不可能である．
　口腔期後半に，軟口蓋が挙上して鼻腔と口腔を分離した状態で口峡が再閉鎖されると，咽頭は気密な閉鎖腔となる．喉頭蓋による気管口の閉鎖のために喉頭は前上方に挙上する．同時に左右の声帯により声門も閉鎖され気管は保護される．喉頭の前上方挙上により咽頭は前後的に開大される結果，咽頭には陰圧が発生し，食塊を吸引する．食塊の咽頭通過のための圧は，①舌と口蓋の圧迫圧，②咽頭に入る際の重力，③下咽頭に生じる陰圧の合力である．したがって，口峡の閉鎖不全や軟口蓋運動の障害等によって，陰圧形成が不十分になると咽頭通過時間が延長する．咽頭に吸引された後，舌は軟口蓋との接触を保ったまま咽頭後壁に向かって接近して陽圧を発生して食塊を押しつぶしながら食道に送り込む．
　咽頭期を通じて，気道を保護するために，声帯と気管口は閉鎖され，呼気相で呼吸は停止する．気道が保護されるためには，咽頭通過時間を短くして，咽頭通過中に呼吸が再開しないようにする必要がある．咽頭通過が良好に行われるか否かは，喉頭の上前方運動が良好であるかどうかに依存する．したがって，喉頭運動が抑制されるような姿勢や頭位は誤嚥リスクを高める．

食道期：陽圧により食塊は食道に押し込まれ胃に運ばれる段階

　輪状咽頭筋が弛緩して食道入口部が開放され，咽頭の陽圧で食塊が押し込まれると食道陰圧で吸引される．食塊の尾部が入ると，入口部は閉鎖され，蠕動運動によって食塊は胃に運ばれる．

◆ 文　献
1) 舘村　卓：成人型の摂食・嚥下機能とその低下．舘村　卓（著）：臨床の口腔生理学に基づく摂食・嚥下障害のキュアとケア．医歯薬出版，pp30-57，2013

第2章　連携のための医科・歯科・栄養の基礎知識と実際

2 障害高齢者に義歯を入れる意義

加藤歯科医院，歯科医師　加藤武彦

　脳卒中などで病院に入院すると，まず取り外せる義歯は外して，気管挿管などの処置を施される．それは，急性期医療においてごく普通にみられるが，その外された義歯が保管不全のために，いざ回復期で口から食べる試みをしようと思うときに，義歯が見つからないということがよく起こる．このような体験を踏まえて，急性期病院のリハビリテーション科の医師（NTT関東病院の稲川利光氏）に，「急性期で覚醒のないときに誤飲の恐れがあるので，義歯を外されるのは医療行為として理解できますが，では，どのような条件が揃ったならば再び義歯が戻せるのか」と尋ねたところ，ICUの師長に聞いてくださいと言われた．そこで病院に伺い訪ねたところ，「覚醒がしっかりし，口腔ケアができていれば，義歯は口腔に戻せます」との答えだった．早速「くるリーナブラシ」の開発者である歯科医の黒岩恭子氏を伴って「急性期における口腔ケアの方法」と題して講演と実習をしてもらい，多くの看護師に口腔ケアの実技の習得をしてもらった．以後，同病院では，前記の条件が整った患者さんには，咀嚼ができる機能回復以前に義歯を口腔内に戻してもらえるようになった．

　なぜ口から食べる時期よりも早期に義歯を口腔内に戻すべきかというと，義歯は食物を粉砕し，食塊を作る役目だけではないからである．

① 唾液を飲むために必要である．上下の義歯が噛み合って舌，舌骨，喉頭が上下して嚥下が行われる．そのとき，義歯による噛み合わせで下顎骨の固定（咬合位）がないと舌，舌骨上下筋群が所定の働きができない．

② 義歯が入っていないと舌や口腔周囲筋や咀嚼筋を通して脳への求心的刺激がいかず，覚醒が遅れ，廃用が始まる．

　しかし，義歯を口腔内に納めるためには，a) 全身を動かし，座位の時間をなるべく多くすること．b) 口腔ケア，口腔リハビリテーションを行い，咀嚼訓練を行うなど患者さんの病状を診ながら口だけを見るのではなく全身状態を整えることが必要である．

　また，「無歯顎者」に義歯を入れるということは，その人に歯のあるときの条件を満たしたいからである．歯があって咬合位が決まっていれば，口腔内の容積は十分にあり，正常な口腔機能を働かせられるが，歯がないままの口腔は，舌が活動するスペースもなく，

第2章 連携のための医科・歯科・栄養の基礎知識と実際

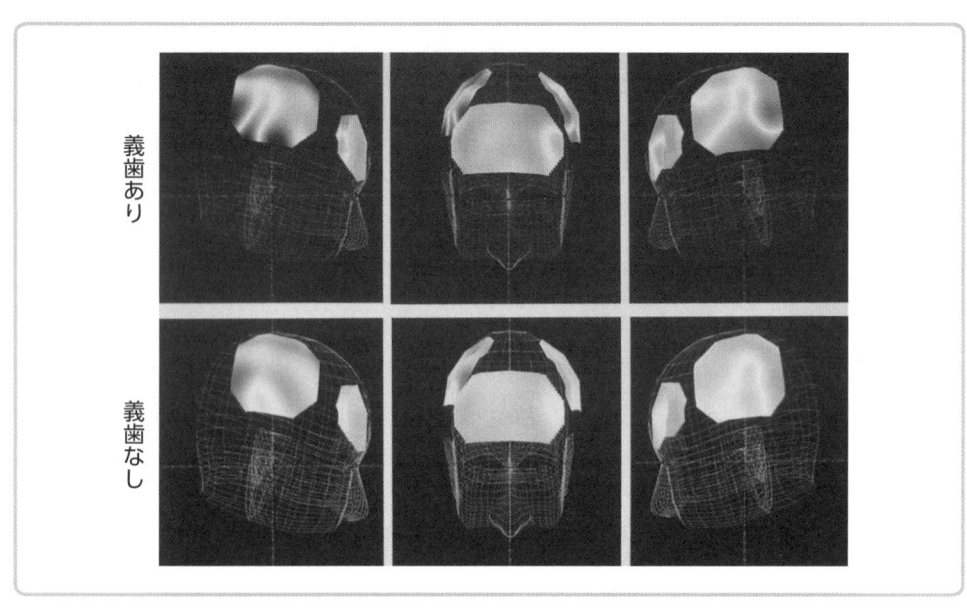

図 義歯装着有無による脳活動

正常な呼吸，会話，嚥下などにも苦労するからである．

　2013年，湯布院厚生年金病院において，義歯はあるが入院以来適合不良で使用できていない入院患者さんに早期退院を目指して，2日間の治療期間で改造義歯を行い，義歯不使用時と改造義歯後の義歯使用時との脳血流量の変化を測定したところ，有意差が出た（図）．この結果は，いかに咀嚼筋の活動が，脳の血流量と密接な関係があるかを示している．咀嚼筋の働きにより，静脈叢から血液を吐き出させ血流量を増加させる．食物を咀嚼して栄養をとって全身回復という以前に，脳への活動刺激が始まり，覚醒に通じると思われる．このことから，義歯を入れ，咬合位が決まると患者さんの血色が短時間に変化することに納得がいく．1つには，顎位が決まっていないということは，患者自身にとって交感神経優位の状態から義歯が入ることにより，休めの状態，いわゆる副交感神経優位になり，顔面周囲が正常に戻ると思われる．

　以前，公立みつぎ総合病院の山口昇氏とご一緒に講演をさせていただいた．病院で一生懸命リハビリテーションをし，食事も歩行も可能になり退院をされた患者さんの多くが再入院をして来るので，何が原因かと医師と看護師のチームで訪問をした．義歯はあるとのことだったので食事はとれているものと思っていたが，後日歯科衛生士に訪問させたところ，義歯は枕元のコップの中にあり，使用されていなかった．そのときの講演で「わしゃ，医者も看護師も信用せん」と言われたことが鮮明に記憶に残っている．退院後の訪問リハビリテーション，そして栄養の確保ということがどれだけ大切かということ，噛める義歯の大切さを言われたことが，今の筆者の活動の原動力になっている．

第2章　連携のための医科・歯科・栄養の基礎知識と実際

3

高齢障害者の義歯製作
回復期リハビリテーション病院

加藤歯科医院，歯科医師　加藤武彦

はじめに

　今日の回復期リハビリテーション病院において，在宅復帰率が大きな比重を占めている．しかし胃瘻のまま退院させるのでは，地域に戻ってからの自立した生活を保障することは難しい．条件のよい患者さんに関しては，口から咀嚼をして栄養を確保するという道をとりたいと思い，入院中に無歯顎の患者さんに対して，義歯を入れて退院させる試みが行われるようになった．

　口から食事を通して栄養をとるということは，全身の回復を促すリハビリテーションにとって，必須の条件になっている．口から噛んで食べることで脳への刺激による覚醒，また咀嚼による消化吸収系統への刺激により全身回復を促す．しかし，現状では入院中に無歯顎の人に義歯製作を行い，口から噛んで食べてもらうということが，十分に行われていない．従来の病院の治療システムでは，歯痛や炎症など本当に緊急を要するものは，歯科に依頼があるが，義歯製作のように時間がかかり，なお原疾患が治癒していない状態では，病院側も歯科医側も積極的行動には出てなかったと思われる．しかし，長崎リハビリテーション病院の栗原正紀氏の要請により，筆者が高知の近森リハビリテーション病院，長崎リハビリテーション病院，霞ヶ関南病院や湯布院厚生年金病院などで入院患者さんの義歯製作をするようになった．

　これらの病院は，歯科室のない（歯科医師が勤務していない）回復期リハビリテーション病院で，患者さんの多くは脳卒中後遺症としての片麻痺や障害の後遺症をもった方々である．その患者さんの入院期間中に義歯を製作し，噛めるようにして差し上げること，さらに退院後の生活を見据えて，口腔ケア，口腔リハビリテーションを行い，口腔機能を整えたうえ，摂食，咀嚼，嚥下の訓練を行い，口から噛んで食べられる義歯作製を行ったことを述べる．

限られた期間内での義歯製作法

　診療室で健常者を診ている従来型の義歯製作法では，義歯は作っても使ってもらえない場合が多くある．なぜなら，入院中という限られた期間で義歯製作をしなければ退院までに間に合わないからである．いわゆる従来法の印象（型を採る），咬合採得（噛み合わせを採る），試適（人工歯の歯並びを確認），重合（合成樹脂に置き換える），装着という手順では，退院までに間に合わないので，入院前まで使用していた義歯があれば，それを患者さんの顎に吸着するように改造して，噛める義歯とする．また，特に高齢の顎堤吸収（顎の骨が真っ平ら）が強い患者さんには，従来法ではできないので，筆者が提唱したデンチャースペースという考え方で製作する．その義歯は咀嚼だけではなく嚥下をするときにも非常に重要な役目をする．一人ひとり口腔機能が違うので，その人に合った口腔ケア，口腔リハビリテーションを行ったうえで，食形態を適応させ口から食べる試みをする．

デンチャースペース原理の義歯とは

　吸収の強い顎堤にのみ，吸着（維持安定）を求めるのではなく，顎堤を含んだ舌や頬，口唇など義歯を取り巻く周囲組織の粘膜（筋力のバランスのとれた）を味方にし，辺縁封鎖（義歯周囲で密閉する）を行い，維持を強め安定させる．原理的には，歯が抜ける前の歯牙の位置と歯槽骨の形を再現することである．この位置は，舌や口唇，頬が有歯顎時に常に接していた周囲組織であるので，いわゆる「なじみの関係」である．この形態が義歯に与えられれば，認知症の患者さんにとっても以前の感覚と相違がなく，違和感なく受け入れてもらえることを実際に体験した．いわゆる邪魔にならない，隙間のない，動かない義歯，これがニュートラルゾーン理論によるデンチャースペース義歯の原理である．しかし，残念ながら現在の歯科大学や歯学部の教育では，このような製作法ではないので，使ってもらえない義歯が多くあるものと思われる．

　また，病前まで使えていた義歯が，病後に使用できなくなった義歯を改造義歯テクニックで短期間で使ってもらえるようにする．なぜ，今まで使えていた義歯が，脳血管障害，片麻痺などになると短期間で使用不可能になるかを考えると，1つには従来法の製作では，粘膜面に密着した形での義歯ではないので，健常な状態のときにはそれでも使いこなしていたものが，病後には粘膜センサーからの求心的な信号が脳に入らなくなり使えなくなるのではないかと思われる．また，初期の段階で弛緩麻痺，痙性麻痺などによる，噛み合わせの位置のズレも関係しているかもしれない．

　この改造義歯テクニックは，上述したデンチャースペース義歯の理論に則り，今の障害をもった口腔粘膜にあった義歯形態を再現し，その状態での噛み合わせの調整をすれば，吸着する安定した義歯ができる．上下の歯を合わせ，飲み込むときにも必要な舌骨上筋群

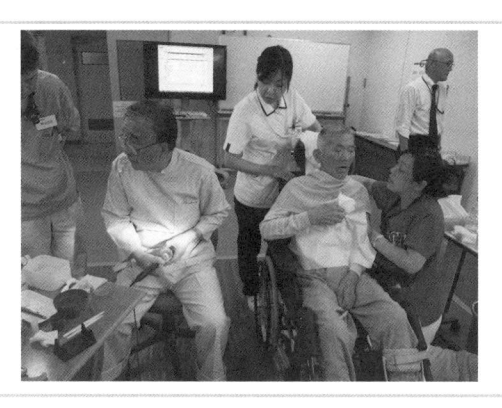

図　患者に義歯を装着する

が舌骨を固定し，喉頭を挙上させて舌を口蓋に加圧できる条件が整うので，摂食嚥下に必要な口腔期の条件が整うわけである．咬合（上下の歯の噛み合わせ）がなく，嚥下食を飲み込むのに苦労している患者さんを診るにつけ，適合のよい安定した義歯が，いかに摂食嚥下の基本になるかを体験する．

歯科にリハビリテーションという考えの欠如

　リハビリテーションという語源からいうと人権の復権というところに到達するかもしれない．それは歯があったときの自分に戻れる義歯，口元が若々しく会話にも苦労せず，普通食で皆と会食ができる状態であろうかと思う．超高齢で障害があり顎の骨の吸収が強くなった場合に，これを全部クリアすることは難しいかもしれないが，最終目的はここに置いて治療を進める．例えば脳血管障害の場合，片麻痺などの後遺症が残ったり，拘縮があったりして正常な口腔機能が認められない場合には，まず術者が他動的に舌，口唇，頬などに，いわゆる口腔リハビリテーションを行って，少しでも食べられる口に近づけたうえで義歯の型を採り（印象採得），義歯製作にかかる．

　製作した義歯を装着しても，今まで噛める義歯が入っておらず口を使っていなかった患者さんは，噛み合わせの位置がつかめず咀嚼に苦労することが多い．短下肢装具を片麻痺の足に装着して，その場で歩いてくださいと言われてもすぐには正常歩行ができない．その短下肢装具を使ってどのような歩き方をすればよいかをセラピストに指導を受けながら，徐々に歩けるようになる．口のリハビリテーションも同様である．そのときに義歯粘膜面との間に疼痛が出る．その調整を3～4回行いながら患者さんが本来安心して噛める位置に落ち着くことを筆者は「顎位のリハビリテーション」といって，義歯が患者自身のものになってくる重要な工程と位置づけている．残念ながらこの考えが普及していないことは，せっかく作った義歯が使えないということになる1つの原因だと思われる．そのため筆者は，「義歯を作ったならば，往診に行って食べるところを見届けるまでがわれわれの責任だよ」と主張している．

第2章　連携のための医科・歯科・栄養の基礎知識と実際

4 廃用症候群とリハビリテーション

NTT東日本伊豆病院，医師　馬渡敏也

廃用症候群とは

　廃用症候群は1964年にHirschbergが提唱したdisuse syndromeの訳語[1,2]で，身体機能の不使用により生じる二次的な能力低下を意味する臨床的な概念である．その影響は筋骨格系の萎縮のみにとどまらず，全身にさまざまな病態を生じる[3,4]．廃用症候群で生じる臨床的な所見，症状を表1にまとめた．

　不使用による廃用性変化は若年者にも生じ得るが，高齢者はより容易に廃用症候群に陥りやすく，医療構造上の大きな問題となっていることは周知のとおりである．よって本稿でいう廃用症候群は高齢者を前提として考える．また近年，廃用症候群に関連するいくつかの病態概念が高齢医学や栄養学の分野から提唱されている．詳細は他稿に譲るが，ここで概要を整理しておく．

1）サルコペニア

　高齢者に生じる筋肉量減少を指す．純粋な加齢による筋肉量減少を一次性サルコペニア，疾患等で生じる筋肉量減少を二次性サルコペニアとする．廃用症候群による筋肉量減少は二次性サルコペニアに該当する．

表1　不使用により生じる変化

筋	筋萎縮，筋力低下，酸素摂取量低下
関節	拘縮・強直
骨	骨吸収亢進・形成低下（この結果，尿中Ca排泄亢進→尿路結石），骨粗鬆症
循環器系	心拍出量低下，起立性低血圧，循環血液量低下，貧血
呼吸器系	機能的残気量・1回換気量減少，換気血流不均衡
内分泌・代謝系	ホルモン分泌低下，Ca減少，HDL減少，インスリン抵抗性出現，肥満
腎泌尿器系	腎血流量減少，尿路結石，尿路感染，尿失禁
消化器系	食思不振，消化・吸収不良，便秘，便失禁
皮膚	褥瘡，菲薄化・裂傷
精神・神経系	精神発動性低下，不眠，不安，うつ，せん妄，認知機能低下

2) 虚弱・フレイル (frailty)

加齢に伴う諸々の機能低下を広範に包括する概念で，サルコペニアも虚弱の一要因に含まれる[5]．

3) 低栄養

低栄養は廃用症候群と合致する概念ではないが，廃用症候群では大半に低栄養を合併していることも事実である．急性期病院の廃用症候群入院患者では88％に低栄養を認め，栄養良好は0人であったとの報告もある[6]．

廃用症候群患者に合併する低栄養の原因は下記の2点に集約される[7]．

ⅰ) 飢餓

　栄養摂取量不足が慢性的に持続した状態．

ⅱ) 疾患・炎症に関連した栄養不良 (disease related malnutrition)

　①侵襲：急性疾患，外傷などによる急性の低栄養．

　②悪液質：悪性疾患等で生じた慢性炎症による低栄養．

　侵襲，悪液質の両者はいずれも炎症反応による異化亢進を生じるため栄養収支がアウトバランスに陥りやすい．急性肺炎は侵襲であり，慢性的な誤嚥による炎症の遷延は悪液質といえる．

われわれが日常的に臨床の場で接する廃用症候群とは，①高齢者が，②加齢により徐々に衰弱してきたところに，③何らかの理由で身体の不使用を生じ，二次性サルコペニアを主体とする全身の機能低下をきたした病態であり，④ほぼ全例に低栄養を合併している，と捉えることができよう．

廃用症候群の治療戦略

廃用症候群の病態のうち，①高齢者であること，②加齢により身体機能が低下してくること，の2点については根本的な対応は困難である．よって，③不使用と，④低栄養についての対応が治療の柱となる．すなわち，運動と栄養であるが，ここではまず栄養について，次いで運動について考えていく．

1. 栄養治療

筋力回復を目的にリハビリテーションを行う場合，「栄養摂取量≧基礎代謝量＋運動による消費量＋筋に同化される栄養量」の関係が成立してなければならず，もし不等号が逆向きになれば効果は得られず，疲労をきたし体内の栄養をそぎ取ってしまうことになる．よって廃用症候群の治療，リハビリテーションを行う際には十分な栄養摂取量を確保することが必要である．

治療経過における栄養消費量と理想的な栄養摂取量のイメージは図1のようになる．侵襲期には炎症反応を伴い栄養消費量は増加する．一方，この時期には摂食困難な場合が

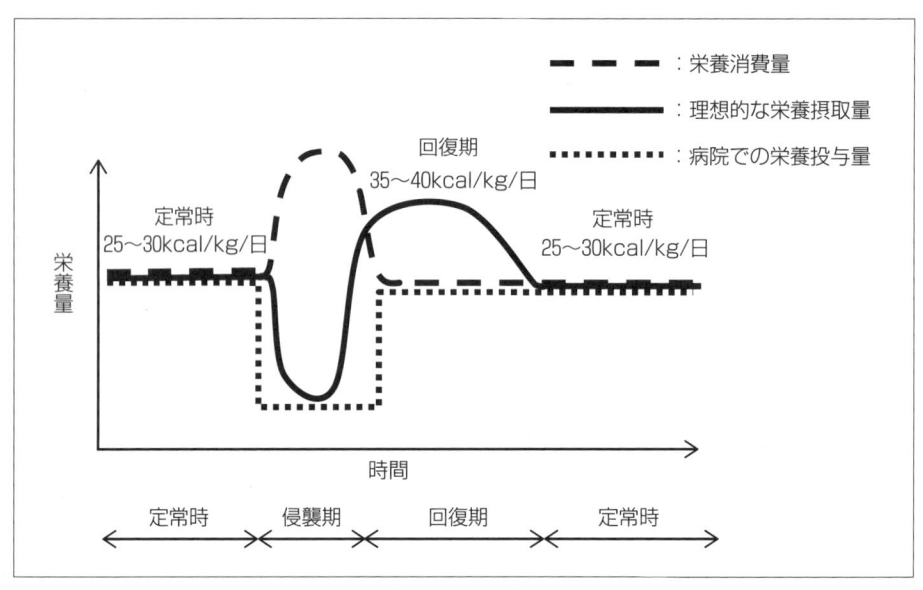

図1 定常時，侵襲期，回復期の栄養収支イメージ

多く，栄養摂取量は激減する．侵襲からの回復に伴い栄養摂取量は回復してくるが，この際，定常時の維持量を上回る栄養摂取量がなければ，体内の栄養貯蔵量は侵襲期に消耗した分が減少したままとなる．「産後の肥立ち」という言葉があるが，体力消耗後の回復期には消耗した分の栄養摂取をしている時期が必ず存在しているはずである．

通常，健康な定常状態を維持するための栄養量は 25 〜 30kcal/kg/ 日といわれている．ただし，この数値はあくまでも「維持するための」量であり，「回復するための」量ではない．75 歳以上で全身状態・栄養状態不良の高齢者に対し，1 日当たり 400kcal 以上の医療用栄養補助食品を投与したところ，有病率・死亡率が改善したとのメタアナリシスが存在する[8,9]．体重 50kg で 1,500kcal/ 日の病院食を摂取している患者で考えると摂取カロリーは 30kcal/kg/ 日だが，ここに高カロリー飲料など 400kcal/ 日の栄養補助食品を添付すると，摂取カロリーは 38kcal/ 日に増加する．侵襲後の回復期には，標準体重に対して最大 35 〜 40kcal/kg/ 日程度が必要と考えられる．

なお，重篤な炎症が生じている状態で強制的な栄養補充を行うと，グルコース毒性など代謝上の問題を生じる．よってこのような状態では侵襲・炎症に対する治療が優先される．また，重度の廃用症候群では長期に及ぶ飢餓が存在している可能性もあり，リフィーディング症候群への配慮が必要なこともある．なお，栄養治療の目的が達成されたのちには維持的な栄養量に漸減することも忘れてはならない．

2. 運動療法

運動処方は，①種類，②強度，③持続時間，④頻度の 4 要素を考慮し設定する[10]．種類については廃用症候群患者において強い運動負荷をかけることは現実的に困難であり，

表2　Anderson・土肥の改定基準：運動療法におけるリスク管理

Ⅰ．運動を行わないほうがよい場合
　1）安静時脈拍数　120/分以上
　2）拡張期血圧　120以上
　3）収縮期血圧　200以上
　4）労作性狭心症を現在有するもの
　5）新鮮心筋梗塞1カ月以内のもの
　6）うっ血性心不全の所見の明らかなもの
　7）心房細動以外の著しい不整脈
　8）運動前すでに動悸，息切れのあるもの

Ⅱ．途中で運動を中止する場合
　1）運動中，中等度の呼吸困難，めまい，嘔気，狭心痛などが出現した場合
　2）運動中，脈拍が140/分を超えた場合
　3）運動中，1分間10個以上の期外収縮が出現するか，または頻脈性不整脈（心房細動，上室性または心室性頻脈など）あるいは徐脈が出現した場合
　4）運動中，収縮期血圧40mmHg以上または拡張期血圧20mmHg以上上昇した場合

Ⅲ．次の場合は運動を一時中止し，回復を待って再開する
　1）脈拍数が運動時の30%を超えた場合．ただし，2分間の安静で10%以下に戻らぬ場合は，以後の運動は中止するかまたはきわめて軽労作のものに切り替える
　2）脈拍数が120/分を超えた場合
　3）1分間に10回以下の期外収縮が出現した場合
　4）軽い動悸，息切れを訴えた場合

起居動作や座位・立位保持，食事・排泄といった日常生活動作（ADL）訓練そのものが運動の主体となる．強度，持続時間はAnderson・土肥の改定基準（表2）で血圧，脈拍を指標として決定し，頻度の決定は強度，持続時間と合わせ「翌日も同程度，同量の訓練が行えること」を目安としている．

廃用性の嚥下障害

実際の臨床では多くの廃用症候群患者に嚥下障害を認める．こうした患者では食べられないために栄養障害が悪化し，栄養障害が嚥下筋の萎縮を進行させ，さらに一層食べにくくなるという悪循環を生じ，「廃用性の嚥下障害」と呼ぶべき状態を呈している．高齢者の嚥下障害は脳卒中と結びつけて考えられることも多いが，一方で多くの報告[11,12]において，嚥下障害の原因疾患として呼吸・循環器，整形外科疾患等の多岐にわたる病名が羅列されている．このことが逆にあらゆる疾患で多数の高齢者に廃用性の嚥下障害を生じている可能性を示唆している．

廃用性の嚥下障害に対するリハビリテーション

低栄養を伴うことが多い廃用性の嚥下障害では，誤嚥を生じやすく，免疫能も低下しているため，短絡的な経口摂取の開始や食形態アップは誤嚥性肺炎を生じやすい．段階的に，①炎症があればその治療，②低栄養の改善と体力の底上げ，③これらと同時に口腔ケ

表3　経口以外の主な栄養補給路

デバイス	頻用する規格	適応等
高カロリー栄養補助食品	200kcal/125mL	経口摂取可能かつ消化管使用可能な症例で経口摂取量不十分な場合の栄養補助
末梢点滴	210kcal/500mL	脱水傾向の症例で栄養補助より脱水改善目的に使用．2〜3週間程度まで
経鼻胃管（持続留置）	8〜10Frチューブ	消化管使用可能で1カ月前後の介入にて経口摂取への移行が期待でき，かつ事故抜去リスクの低い症例．なお，留置状態での経口摂取訓練は避けることが望ましい[13]
IOE法（間欠的経口腔食道栄養）	10〜12Frチューブ	消化管使用可能で1カ月前後の介入にて経口摂取への移行が期待でき，かつ本人が自分でチューブ操作可能な症例．当院では医療者が毎食チューブ操作し，喉頭鏡で食道挿管を確認する間欠的経鼻食道栄養も試みている
胃瘻	15〜20Frチューブ	消化管使用可能で，長期にわたり経口摂取のみでの栄養補給が困難な症例での第一選択
腸瘻・P-TEG等		消化管使用可能で何らかの理由により胃瘻増設が困難な症例
中心静脈栄養		消化管使用困難で長期にわたり補助栄養が必要な症例．通常1カ月程度で交換となるため，必要に応じて埋め込みポートも検討

ア・喀出訓練を行い，これらの条件が整った後に，④経口摂取訓練開始または食形態アップと順を追ってアプローチすることが重要である．

このうち低栄養の改善には工夫を要することが多く，諸々の栄養補給経路（デバイス）を組み合わせて使用する（表3）．栄養摂取経路と経口摂取を一時分離して考えることで，必要な栄養はデバイスから十分に補給し，かつ経口摂取は安全を確保しつつ機能回復訓練を段階的に行うことが可能となる．すなわち，「口から食べて栄養を上げる」のではなく，「栄養を上げてから口から食べる」方針が安全で現実的と考えている．

経口摂取可否の判断については嚥下内視鏡検査（VE）[14]が，姿勢や食物の形状についての条件決定については嚥下造影検査（VF）が有用である．これらを用いて環境を整え，経口摂取訓練を開始する．

摂食・嚥下訓練で有効性が立証されたアプローチは少ないが，運動学習の視点からは代償的な口腔器官の運動訓練より，安全な条件の下で実際に食べるまたは飲み込む練習を繰り返し頻回に行うことのほうが有用であろう[15]．

おわりに

「最後まで口から食べたい」は人として当然の欲求であるが，「食べられなくなったら終わり」も自然の摂理である．廃用症候群に陥った高齢者，特に認知症患者や後期高齢者では経口摂取をどこまで追求するか，あるいはどこを引き際とするかもリハビリテーションを行ううえで検討されなければならない．

◆ 文 献

1) Hirschberg GG, et al：Chapter 2 Cause of Disability. Hirshberg GG, et al（eds）：Rehabilitation：a manual for the care of the disabled and elderly. JB Lippincott, Philadelphia, Montreal, pp12-23, 1964
2) 佐浦隆一，他：無動・不動による影響．*MB Med Reha* **72**：5-11，2006
3) 美津島隆：用語としての廃用症候群．*MB Med Reha* **72**：1-4，2006
4) 伊藤　修，他：低活動による影響．*MB Med Reha* **72**：12-17，2006
5) 田中政道，他：フレイルティの概念．診断と治療　**102**：257-262，2014
6) 若林秀隆：高齢者の廃用症候群の機能予後とリハビリテーション栄養管理．静脈経腸栄養　**28**（5）：21-26，2013
7) 清水健一郎：モヤモヤ解消！　栄養療法にもっと強くなる．羊土社，p22，2014
8) 深柄和彦：栄養スクリーニングとアセスメント．静脈経腸栄養　**26**：941-947，2011
9) Turic A, et al：Nutrition supplementation enables elderly residents of long-term care facilities to meet RDAs without displacing energy or nutrients intakes from meals. *J Am Diets Assoc* **98**：1457-1459, 1999
10) 武藤芳照：運動療法の基本原則．野崎大地，他（編）：運動療法ガイド　第5版．日本医事新報社，pp8-13，2012
11) 戸原　玄，他：摂食・嚥下重症度分類（DSS：Dysphagia Severity Scale）．口腔病学会誌　**70**：242-248，2003
12) 平田佳代子，他：高齢者の嚥下障害の実態とその治療．耳鼻と臨床　**52**（suppl）：S25-S39，2006
13) 西　将則，他：経鼻経管栄養チューブが嚥下に与える影響．リハ医学　**43**：243-248，2006
14) 兵頭政光，他：嚥下内視鏡検査におけるスコア評価基準（試案）の作成とその臨床的意義．日耳鼻　**113**：670-678，2010
15) 倉智雅子：嚥下訓練の歴史と進歩．*MB Med Reha* **167**：29-35，2014

第2章　連携のための医科・歯科・栄養の基礎知識と実際

5

口腔と栄養の関連
舌のサルコペニア

わかくさ竜間リハビリテーション病院, 歯科医師　糸田昌隆

はじめに

　患者が疾患を発症し，疾患の治療・安定，また疾患によって心身にもたらされた障害を回復し，地域での生活を取り戻す過程では，患者さんを取り巻く医療・介護・福祉環境は，急性期から回復期，その後の慢性期，維持期から在宅療養期（広義での維持期）へと変遷していく．また変遷していく環境の中で患者さんが克服すべき対応課題も，課題解決へのサポートをするスタッフも変化していく．これら各期において患者さんが回復する過程で身体状況のベースとなる良好な栄養状況は重要であると認識されながらも，良好な栄養状況を得ることが困難な場合も多く，疾患や障がいの回復において栄養状況（低栄養）が回復困難の大きな要因と考えられる患者さんも少なくない．

　特に回復期リハビリテーション病棟（以下，回復期リハ病棟）をはじめとするリハビリテーション病院（以下，リハ病院）に入院される方々においては，ますます高齢化が進んでおり，併せて低栄養状態で入院される方が多い[1]．このことは，高齢者の日常生活の中での脱水や栄養状態の低下（虚弱化）と日常活動性の低下などの要因が連鎖し疾患発症を助長し，また疾患発症後の一般病床（急性期）での疾患管理の中での栄養コントロールの困難さや入院日数の短縮化が進む中で，結果，回復期リハ病棟やリハ病院入院時には低栄養で入院される方々が増加していることが推察される．

　当然，口腔においてもリハ病院に入院する患者さんでは，栄養状態が影響し口腔機能低下を起こしている場合，また逆に口腔機能低下が診られ十分な栄養摂取が困難になり，器官レベル（Impairment Level）での筋萎縮や筋減弱が認められた結果，摂食・嚥下障害などにより誤嚥性肺炎などを併発しながらさらなる低栄養となる悪循環に陥っていることも多い．

　本項では口腔と栄養と運動（主として機能低下）の関連を考察してみたい．

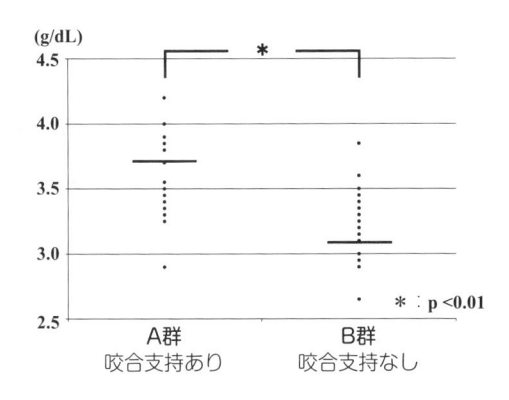

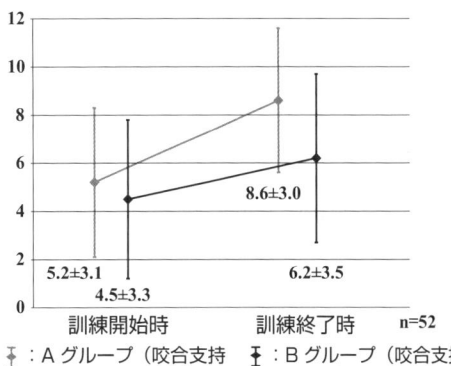

5. 口腔と栄養の関連

図1 リハ病院入院患者における口腔の状況による栄養指標（血清アルブミン値）の比較

図2 口腔の状況による訓練開始時と終了時における獲得ADLの差

口腔と栄養の関連性の検討

　口腔と栄養の関連性を検証した報告は多く報告されている．Lancker ら[2]によるレビューでは，長期療養中（主としてナーシングホーム）の高齢者において，口腔の状況と栄養状況は関連しているとされており，また課題として口腔と栄養を系統的に評価可能な指標が今後必要であることが示唆されている．葛谷[3]の報告では高齢者にとって歯の問題は咀嚼機能の低下を含め，栄養障害を引き起こす重要な因子であるとの報告があり，また田中ら[4]によると高齢者に見られる低アルブミン血症には，歯牙欠損，総義歯による咀嚼能力の低下が大きく関与していると考えられたと報告されている．しかしながら，当院での調査では図1に示すように天然歯（自身の歯），義歯によるものによらず咬合支持（噛み合わせ）のある群（方々）のほうが，咬合支持の無い群に比べて有意に血清アルブミン値が高い傾向を示した[5]．総義歯あるいは天然歯にかかわらず咀嚼能力を回復させておくことは，栄養改善あるいは栄養状況の回復には重要であることが示唆されている．また当院での研究[6]では，リハ病院入院患者の中で摂食・嚥下障害が診られた患者において，天然歯（患者自身の歯）を残存させること，咬合支持領域を広げておくこと（可能な限り全顎的に噛み合わせを作ること），できるだけ固定性の補綴装置（ブリッジなど）で歯科治療を行うことで，有意に摂食・嚥下障害が改善している結果であった．

　リハ病院入院患者や要介護高齢者においては義歯作製をはじめとする歯科治療を必要とする患者は，併せて口腔周囲の機能が低下していることが多く，歯科治療と併せて口腔機能，口腔周囲筋の活動を再度促すような機能的アプローチも重要であり，口腔機能へアプローチすることによってより摂食・嚥下機能を向上し，より栄養素の消化吸収を促進させると考えられる[7]．しかしながら，図2に示すように口腔の状況，中でも咬合支持の有無（歯科治療あるいは天然歯による）が身体機能，特にリハビリテーション進行度（＝基本

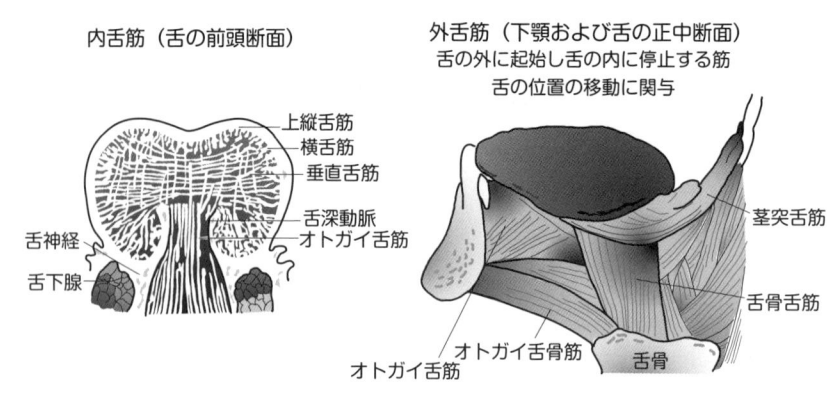

第2章　連携のための医科・歯科・栄養の基礎知識と実際

内舌筋（舌の前頭断面）
- 上縦舌筋
- 横舌筋
- 垂直舌筋
- 舌深動脈
- オトガイ舌筋
- 舌神経
- 舌下腺

外舌筋（下顎および舌の正中断面）
舌の外に起始し舌の内に停止する筋
舌の位置の移動に関与
- 茎突舌筋
- 舌骨舌筋
- オトガイ舌骨筋
- オトガイ舌筋
- 舌骨

図3　舌の筋群

動作の回復度）へ及ぼす影響は，咬合支持のある群と無い群では有意な差は認められなかった[5]．咬合支持をはじめとした口腔の状態を改善あるいは良好に保つことが，全身の運動機能および心身機能の向上・改善にポジティブ・ファクターとして有意に影響した報告は残念ながら少ないのが現状である．

一方，栄養状況の変化や低栄養が口腔へのどのように影響するかに関する報告も多くはないが，これら報告の中でも，福井ら[8]は健常高齢者311名の舌圧と口唇圧を計測した結果，舌圧は加齢の影響を受け，口唇圧は加齢の影響を受けないと報告している．またKikutaniら[9]は舌や口唇の運動速度や巧緻性を計測可能なオーラル・ディアドコキネシスを計測した結果，健常高齢者で舌自体の運動速度は低下し，口唇機能は加齢の影響は少なく，要介護高齢者ではその様相がより顕著にみられたと報告している．またこれら口腔に関する機能低下を維持・向上するには十分な栄養管理と合わせて，食事形態の維持（より咀嚼運動が必要な）と口腔の運動が重要であると報告している[10]．

全身の栄養状況と口腔，特に舌との関連性を検証した報告では，Tamuraら[11]は舌の厚さが，全身の骨格筋量のモニターとして用いられる指標の，上腕三頭筋皮下脂肪厚（TSF：triceps skinfolds）と上腕周囲長（AC：arm circumference）から産出される上腕筋面積（AMA：midupper arm muscle area）と相関し，また舌圧は舌の厚みに影響を受けていることを報告している．

以上の報告と当院のようなリハ病院に入院する患者の臨床的観察から考察すると，要介護高齢者あるいは要介護高齢者に至る過程の入院高齢患者の口腔では，口腔機能あるいは口腔周囲の筋群において加齢や低栄養の影響を受け，あるいは入院・療養生活での口腔の運動の活動性が低下し，筋量減少から機能低下をきたしサルコペニアにいたることが考えられる．口腔の器官でサルコペニアの影響を受けやすいのは，その運動機能が多くの筋によって活動している舌および舌機能であると考えられる．舌は図3に示すように横紋筋（骨格筋＝随意運動時に活動する筋）である内舌筋および外舌筋の多くの筋によって活動しているため，舌運動にともない活動する筋群の一部あるいは多くの筋が，筋量減少・筋

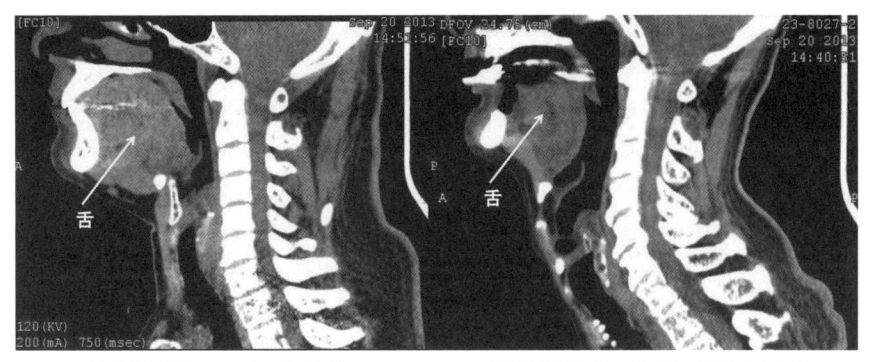

健常者頭頸部 CT 画像（矢状断）　　　　高齢低栄養患者頭頸部 CT 画像（矢状断）

図4　健常者と高齢低栄養患者の頭頸部 CT 矢状断像の比較

力低下を起こす原因である低栄養・サルコペニアの影響を受けやすいことが推測される．
　まとめると，
1) 要介護高齢者を含め比較的長期にわたる入院期間が必要な患者では，口腔と栄養状況は関連している．
2) 義歯治療を含めて咀嚼能力を維持・回復しておくことで高齢者の良好な栄養状況を維持できる可能性が高い．
3) リハ病院入院患者や要介護高齢者においては歯科治療を含めて，口腔周囲の機能改善アプローチ（口腔リハビリテーションとも言える）も栄養状況の維持・改善に有効である．
4) 口腔の器官のなかで加齢や低栄養やサルコペニアの影響を受ける器官は，舌であり，舌機能（主として舌圧）は舌の厚み（筋の減弱・萎縮）によって影響を受ける．

リハ病院で心身機能を改善するためには，栄養状況への配慮は必須であるが，栄養状況の改善には歯科医療との連携が効果的である．また低栄養の入院患者においては口腔にも低栄養の影響がおよび，主に舌機能が影響を受けやすい．舌機能に低下がみられると摂食・嚥下機能が低下する可能性がある[6]．医科歯科連携のもと，医療現場での歯科治療など歯科的介入と合わせて，口腔周囲の機能低下へアプローチする口腔のリハビリテーションの重要性を謳いたい．しかしながら舌機能はもちろん口腔の機能を改善するアプローチは確立されているとは言えず，医科・歯科の両領域にとって課題であると考える．

症例（継続的医科・歯科の連携介入が必要と考えられた症例）

前述したように，本邦では患者が疾患を発症し急性期から維持期・在宅期に至る過程での歯科的介入は極端に少ない（急性期・慢性期合わせて約 8,500 〜 9,000 病院，老健施設約 3,800 施設，特養約 8,000 施設，その他施設など）．一方，栄養や代謝障害を視点とした患者の医療現場の変遷における概念は，日常生活での低栄養や不活性な生活による Frailty

（虚弱化）を経て疾患を発症し，入院期間中の疾患による基礎代謝の低下による Cachexia（悪液質）によりさらに低栄養となり，サルコペニア（筋減弱症）へと至ると言える．また，疾患発症を繰り返し入退院を重ねている方では重篤なサルコペニアが認められることが多い．

図4は健常者（左）とサルコペニアと考えられる患者（右）のCT画像（矢状断）の比較である．患者は脳梗塞を2度発症し，当院に2回の入院している．一部経口摂取と胃瘻からの栄養摂取を併用していた患者である．初回の入院時は BMI：17.3，Alb値：4.0g/dL であり車椅子での生活，歯科治療（総義歯治療）を実施しながら約1,800kcal（形態調整必要ながら経口摂取）を摂取し入院中は栄養状態の変化は認めず，口腔周囲の機能アプローチを含め各種リハビリテーションを実施し車椅子で自立移動可能となり本人の希望もあり3カ月後自宅退院．約8カ月後急性期病院を経て（在宅期・急性期での歯科的介入はなし）再入院時 BMI：15.7，Alb値：2.5g/dL へと低下した状態で入院した．再入院時CT画像では健常者と比べて舌を主体とした口腔から咽頭の筋量の減少が推察され，摂食・嚥下障害が顕著となりサルコペニア（筋量減少・筋力低下・能力低下）が疑われた．口腔周囲の機能へアプローチを行うも嚥下機能改善せず，胃瘻造設し一部経口摂取（小鉢1品程度）となった．

栄養改善には運動と十分な栄養摂取が必要である．そのためにも入院から退院後自宅療養中までの継続的医科歯科の継続的な介入が必要であると考えられる．特に口腔の機能を維持しながら栄養状態を維持するためにも，切れ目のない医科歯科連携と介入が必要であると考えられた症例であった．

食べること，栄養摂取することは生きることであり，患者の"生きる"を支えるには医科歯科連携が必須であると考える．今後さらなる連携を期待する．

◆ 文 献

1) Kaiser MJ, et al：Frequency of Malnutrition in Adults：A Multinational perspective Using the Mini Nutrition. *J Am Geriatr Soc* 58（9）：1734-1738, 2010
2) Van Lancker A, et al：The association between malnutrition and oral health status in elderly in long-term care facilities：a systematic review. *Int J Nurs Stud* 49（12）：1568-1581, 2012
3) 葛谷雅文：高齢者の低栄養をどう考えるか．日本医事新報 4338：63-69, 2007
4) 田中 光，他：咀嚼と栄養—特に食事摂取に及ぼす影響に関して．消化と吸収 28（2）：54-59, 2006
5) Itoda M, et al：Relationship between Occlusal Supports and Training Grade in Physical Therapy in Elderly. 顎頭蓋誌 20：41-45, 2007
6) 糸田昌隆，他：日常生活自立度の低い障害者の摂食・嚥下機能における咬合状態の影響．歯科医学 67（1）：121-135, 2004
7) 菊谷 武，他：口腔機能訓練と食支援が高齢者の栄養改善に与える効果．老年歯科医学 20（3）：208-231, 2005
8) 福井智子，他：機能時垂直性口唇圧と年齢との関係．日摂食嚥下会誌 9：265-271, 2005
9) Kikutani T, et al：Effects of oral functuonal training for nutritional improvement in Japanese older people required longtermcare. *Gerodontology* 23：93-98, 2006
10) 菊谷 武，他：機能的口腔ケアが要介護高齢者の舌機能に与える効果．老年歯科 9：13-19, 2005
11) Tamura F, et al：Tongue Thickness Relates to Nutritional Status. *Dysphagia* 27：556-561, 2012

第 2 章　連携のための医科・歯科・栄養の基礎知識と実際

6 口腔衛生の基礎

熊本機能病院，歯科衛生士　古川由美子

要介護高齢者の口腔内の特徴

要介護高齢者の口腔内で観察される歯科的特徴として，むし歯の増加，歯周病の進行，歯の欠損，唾液分泌量の減少，口腔乾燥による粘膜の炎症，舌苔の付着などの問題が挙げられる．

1）むし歯の増加と歯周病の進行

歯の特定の場所にむし歯ができやすい傾向がある．

例）歯肉が退縮し露出した歯の根の部分が軟らかくむし歯になりやすい（図1）．

例）かぶせ物，詰め物の中にできるむし歯で，歯の奥深くに進行し，治療した歯が駄目になる原因にもなる（図2）．

唾液の自浄作用の低下により食べかすや細菌が口腔内で増殖し，むし歯や歯周病の原因を作り出し，かつ歯磨きの不十分さにより進行させる．また，多くの歯に同時にむし歯になることが多く，歯の神経の感覚が鈍っていることから進行しても症状が現れず，気づいたころには折れてしまっている場合が多い（図3）．

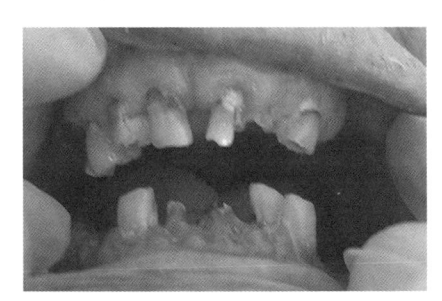

図 1　複数歯にみられる根面う蝕

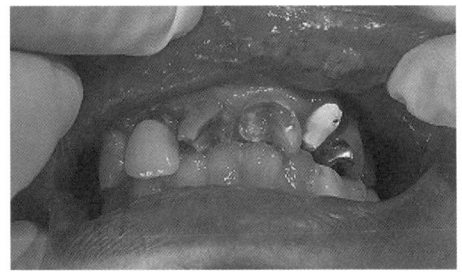

図 2　詰め物がはずれた状態で放置したため，口唇に傷がみられる

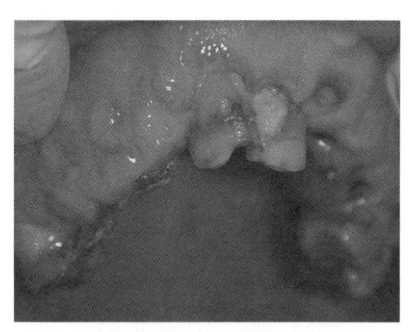

図3 歯肉の腫れや排膿がみられる

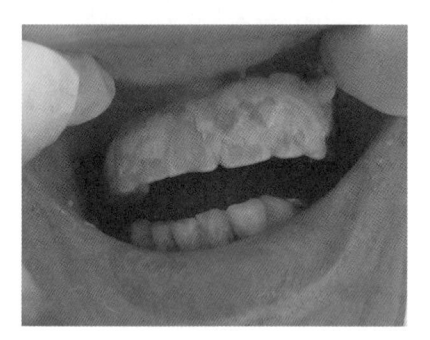

図4 義歯に食物残渣がみられる

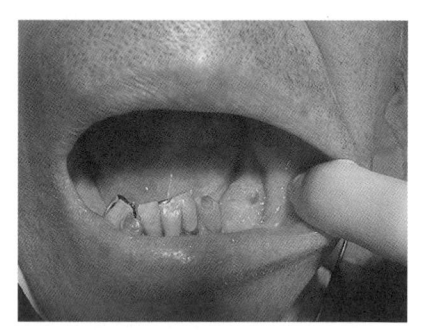

図5 不適合な義歯により歯肉を傷つけている

2) 治療された歯や入れ歯が多い

すべての歯が揃っていることは少ないため,入れ歯を使用している方が多く,また,さまざまな治療による詰め物,かぶせ物が多くみられる.

3) 唾液による自浄作用の低下

運動障害や麻痺があると口腔機能が十分ではなく,自浄作用が低下している方が多い.高齢者の多くは唾液の分泌が十分ではなく口腔内は乾燥しがちであり,食べかすを洗い流す作用が働かなくなったり,食べ物を飲み込むことが難しくなったりする.このような原因により口腔内環境が悪化することで,むし歯の進行や歯周病も悪化につながる.

4) 食事が口の中に残る

嚥下に問題がある場合に食事を嚥下食にする,とろみをつける等食べやすくする.

きざみ食は歯の隙間や頰の内側,義歯の表面など口腔内に食べかすが残りやすく,ねばりの強いペースト食は口腔内に長時間停滞しやすい.脳卒中などで麻痺がある場合,麻痺側に感覚がないため歯と頰の間に食べかすが残ったままであったり,麻痺側の頰粘膜を噛んで傷つけることもある(図4).

5) 義歯による潰瘍

不適合な義歯を装着し続けていると歯肉や粘膜が擦れて傷つき,潰瘍になってしまう場合があり,麻痺による感覚低下や,認知症が重度化すると症状の訴えがない場合がある(図5).

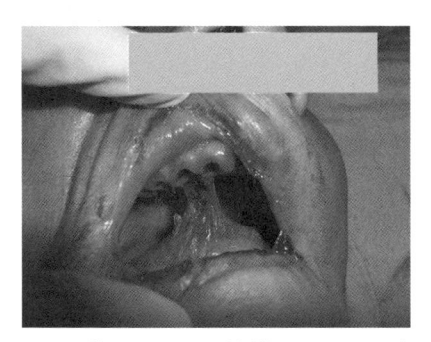

図6 常に開口した状態であり，口腔内は乾燥し，汚染物にて不潔な状態になっている

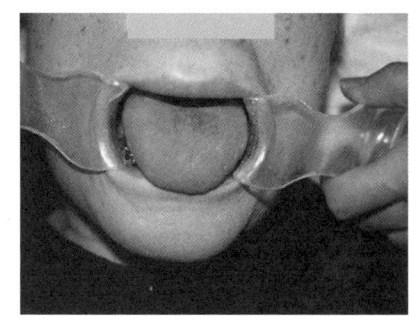

図7 摂食・嚥下機能障害をもつ患者や経口摂取していない場合，舌の動きが悪く，舌苔の付着や黒苔・乾裂がみられる

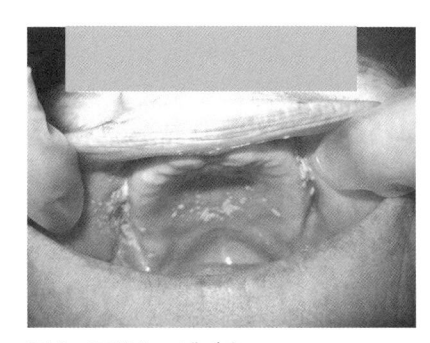

図8 口腔カンジダ症

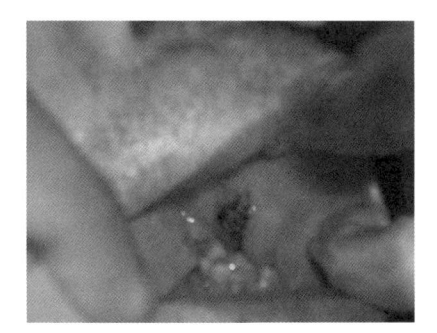

図9 意識障害患者で頬粘膜に咬傷がみられる

6）口が乾燥する

原因としては糖尿病や腎臓病などの病気や食生活，精神的ストレス，加齢，内服薬の副作用等といわれている．

舌の動きが悪くなり，噛む，飲み込む，発声することをスムーズに行うことができなくなる．また，入れ歯が痛くて入れられない，吸着が悪いなどの症状が現れる（図6）．

7）舌苔

唾液の成分や食物残渣，粘膜の剥離上皮，老廃物，細菌などが舌に付着したもので，抵抗力が落ちた高齢者は，舌苔が付着した環境でいると誤嚥性肺炎の危険性が高まってくる．舌は味覚を感知する場所であり，ブラシ等で強くこすらないようにする（図7）．

8）カンジダ症

カンジダ菌の増殖による日和見感染症であり，身体の抵抗力が低下したときにみられる．舌の痛み，味覚異常などの自覚症状を訴える場合もある（図8）．

9）咬傷

意識障害患者において自傷行為として舌や下唇，頬粘膜を傷つけ，場合によってはそれらの粘膜の欠損を生じることもあり，咬傷の治療と予防を行うことが必要である（図9）．

口腔内の観察ポイント

　口腔ケアを行う際には口腔内の状態をしっかり把握することが大事で，その方にあったケア方法や必要なケア用品を選択する指標となる．義歯を装着している場合は，装着時と外した後の口腔内を観察する．

- 歯はどのくらい残っているか，むし歯はないか，ぐらつきはないか，痛みの訴えはないか，歯肉や粘膜，舌などに傷や出血はないか
- 歯磨きはセルフにて可能か，要介助か
- 義歯の有無と種類，装着状況，不具合，破損はないか
- どこに食渣，歯垢，舌苔が付着しているか
- 義歯の汚染状況はどうか，清掃されているか
- 義歯着脱はセルフにて可能か，要介助か
- 開口は問題ないか，自ら開けるか，開口量はどのくらいか
- 口腔乾燥はないか，唾液分泌はあるか
- 口臭はないか
- 舌の形，大きさ，厚み，色，可動域はどうか，上下，前後，左右に動かせるか，咬傷はないか
- 口唇の可動域はどうか，横引き，突出，開口はできるか，ヘルペスや咬傷はないか
- 口角は左右同じか，片方が垂れていないか，ヘルペスや咬傷はないか
- 口蓋・咽頭の上がりや左右差，色，腫れはどうか
- 頰は硬くないか，膨らむか，吸うことはできるか
- うがいはできるか，口の動かし方はどうか（ぶくぶく，くちゅくちゅ，ガラガラ）
- 咀嚼や嚥下に問題はないか

義歯について

　義歯は生活の質の維持向上に重要な役割を果たす．歯を失った方が食べる楽しみを再び得るには，その方に合った義歯が必要であり，義歯をうまく使用することで咀嚼の効率が上がり，消化，吸収がよくなる．また，義歯を装着することで顔の表情が豊かになり，発音がしやすくコミュニケーションも可能になる．

　新たに義歯を作製した場合は慣れるまで時間がかかる．食事は軟らかいものから徐々に始め，義歯による歯肉，粘膜の痛み，傷，うまく話せない，食事がとりづらい，噛みにくい，食事や会話時中に義歯が外れるなどの症状があれば，速やかに歯科受診する．

　清掃については，義歯は汚れやすく，義歯性カンジダ症に罹患しやすいため，洗浄は義歯用ブラシと義歯洗浄剤の併用が好ましく，洗浄の際に落として破損や排水口に流さない

ように下に水を張った洗面器などを置くとよい．義歯は乾燥に弱く，乾燥した状態でいるとひび割れや破損の原因になるため，外した義歯は破損しないように水や義歯用洗浄剤に浸けて保管する．

　義歯を外して残っている歯や歯肉，粘膜，舌など口腔内を清潔にすることも重要である．義歯を装着したままでいると，義歯と粘膜が常に接触している状態となり，刺激が口内炎や腫れの原因になってしまうので，義歯は夜間外すことで歯肉を安静にする．

　いつまでもおいしく安全に食べていただくためには，義歯のよい状態を維持することが不可欠で，それには3〜6カ月ごとの定期健診を受けることを勧める．

第2章　連携のための医科・歯科・栄養の基礎知識と実際

7

口から食べる援助の基本

横浜市立脳血管医療センター，摂食・嚥下障害看護認定看護師・看護師長　大津比呂志

はじめに

　食事は365日絶え間なく繰り返される行為であり，自らの意思で，手または食具を用いて食物を口腔へ取り込み，咀嚼，嚥下を行うことが必要となる．また口から食べることは生命維持や活動に必要なエネルギー源の確保であり，必要とされる摂取量の維持が求められる．

　筆者は脳卒中・神経難病および脊椎脊髄疾患を専門とする急性期病院で，摂食・嚥下障害看護認定看護師として，患者の経口摂取確立に向けた看護実践と，看護職員への指導と，NSTメンバーとしての医師，歯科衛生士，管理栄養士，薬剤師と協働し栄養管理を行っている．具体的には急性期の食事開始や拡大における機能評価・リスク管理，栄養管理，退院時の指導などを実践している．本稿では，在宅，施設入所等にむけ，筆者が実践している退院支援について記述する．

覚醒の維持

　意識障害や睡眠覚醒リズムの乱れなどでは，随意的な摂食動作が困難となり，特に摂食・嚥下の5期モデル（以下，5期モデル）の先行期〜準備期〜口腔期が障害される．療養生活において食事時間以外にも着目し，1日を通した生活の調整が必要である．食事時間の覚醒を促すために，離床と臥床のメリハリをつけたり，在宅ではデイケアなどのサービスの利用など，余暇的な活動を取り入れることが挙げられる．

口腔ケア・義歯の使用

　口腔内の清潔が保たれていない状態で誤嚥した場合，誤嚥性肺炎を生じやすくなる．しかし，患者・家族の中には「歯がなければ歯磨きはしなくてもいい」と思っている方が存

在するため，口腔内清掃の必要性や方法の指導が必要である．

　離床できない患者では90度以上の側臥位をとり，下側になった口角から排水できる姿勢での口腔ケアを勧めている．座位が可能な患者は，顔が下を向くくらいの前傾姿勢をとり，水分が咽頭へ流入しない姿勢での口内清掃を指導している．

　適切な義歯の使用は，嚥下そのものの安全性が向上するうえ，咀嚼により摂取可能な食事形態も向上する．当院では，不適合であったり義歯そのものがなかったりした場合は歯科受診を行い，義歯を作製している．退院後も調整や確認が必要な場合は，訪問診療を実施している歯科医院へ紹介している．

姿勢の保持・耐久性の向上

　頸部と体幹の安定は，喉頭挙上に関与する頸部の嚥下関連筋群の運動を向上させるために重要である．頸部は基本的には軽度に前屈している必要がある（嚥下改善手術などを行った場合は例外もある）．5期モデルの口腔期や咽頭期の障害が重度な場合は，体幹角度を30～60度に下げて摂取したほうが安全である反面，お膳を見ることや上肢での捕食が難しくなるためADLは低下する．

　長期臥床や必要以上の安静は，耐久性の低下や廃用を招く要因となる．食事時間以外の車いす乗車などを取り入れることで，食事のADLの改善や耐久性の向上にもつながる．

　在宅の場合は家族とともに家庭内での食事場面を想定し，実現可能な方法を探す．施設入所の場合は写真を用いて具体的な摂食姿勢を伝達している．リスクのある患者の場合，入院中に設定した摂食姿勢を，退院後も継続できているかの確認が必要である．

食事環境の調整

　脳卒中などで生じる高次脳機能障害は，食事のADLに大きな影響を及ぼす．注意障害により気が散ってしまう場合は，集中しやすい静かな環境を整える．食事中はテレビを消すことなども効果がある．半側空間無視では，注意が向いてしまう側からの情報を壁やカーテンなどで遮断したり，皿の配置を整えたり，無視側への注意を促すように声をかけたりする．ペーシング障害により，食事のペースが速くなったり，口腔内に残っているのに食物を詰め込んでしまったりすることがある．患者自身で修正できない場合は，一口量を減らすために小さいスプーンを用いたり，配膳前に一口サイズに調整する．可能な場合は箸を使用することも有効である．

　高次脳機能障害などによる症状は，知識のある医療職以外は理解することが難しい場合がある．疾患の影響により症状が生じているということを家族や介護職に知っていただき，統一した対応を継続する必要がある．

　次に上肢の運動機能が障害されている場合，摂取しやすい食具の調整が必要である．片

麻痺が重度で，麻痺側が補助手として活用できない場合には，滑り止めがついているものや，スプーンですくいやすくなっている皿を用いる．スプーンが把持しにくい場合は，柄が太く握りやすいものを選ぶ．

家にある食器を持参していただき，適切なものを家族と一緒に選んだりすることで，新たに購入しなくても済むこともあるが，自助食器は近年大手スーパーなどに介護用品コーナーが設置され，入手しやすくなっている．

食事・水分形態の調整

患者の摂食能力以上の食形態では誤嚥・窒息の危険性があり，能力以下ではバリエーションが乏しくなり，意欲が低下しがちである．

水分は流れが速くまとまりがないため，口腔内での保持や嚥下反射惹起に問題がある場合は，トロミ調整食品を用いることがある．しかし粘度が高すぎる場合，粘膜に張り付いて逆効果となってしまうため，患者にあった適正な粘度での作製が求められる．

食事や水分形態の理解は主観的な部分も多く，指導が伝わりにくいことがある．当院では，在宅で調理をされる方に病院食を実費負担で食べてもらい，体験することで理解を深めていただいている．嚥下に適した食事形態は調理に手間がかかることが多く，介護力によっては困難な場合もある．自宅介護を継続するためにも，なるべく他の家族と同じような食品を摂取できるまでの機能向上を目指したり，購入できる食品を紹介したりしている．水分へのトロミ調整食品の使用は，当院の院内基準（メーカー提供値で，ほぼ日本摂食嚥下リハビリテーション学会嚥下調整食分類2013（とろみ）に準じている）に沿って，作成方法も含めて統一した指導をしている．

嚥下調整食分類2013ができたとはいえ，現状での食事・水分形態の表現は病院や施設によって異なっている．そのため施設へ退院される患者では，施設の方と電話や写真でのやり取りをしたり，ときには来院していただき，お互いの食事形態を確認のうえ，施設で提供可能な形態の中からよりよい形態を選択することもある．

摂食方法についての調整

嚥下機能に問題がある場合は，さまざまな嚥下代償法が用いられることがある．前述の体幹角度の調整や頸部前屈，一口量の調整なども代表的な嚥下代償法である．詳細は他項を参照していただくとして，嚥下代償法を患者が実践できるようになるために，繰り返し統一した方法で介入することが必要である．また，見守る家族や介護者にも説明し，理解をしていただく必要がある．

必要エネルギー・水分量の設定と評価

　自宅やグループホームなど，生活の場により近くなるほど，患者の摂取エネルギー量や食事量の把握が難しくなる．筆者の経験では，家族の「食事はとれている」という表現は適正でないことがあるため，注意が必要である．当院では前述の試食を行う際に，管理栄養士とともに見た目や数値での必要量の指導を行っている．

　さらに口腔内だけでなく，栄養の指標としての体重変化，皮膚粘膜の状態，排泄状況などにも目を向けることが重要である．特に体重は身体機能が低く，体重計にのりにくい人ほど重要である．訪問入浴やデイケアの看護師は体重測定を実施していることがあるので，患者・家族やサービス提供者から情報を得られることもある．

　また，自宅などにおいて必要エネルギー量・水分量の適正値を把握することは難しいと思われるが，最近は地域で活動する栄養士も増えてきており，連携が期待される．明らかな不足が予測される場合は，経口摂取にこだわりすぎず，一時的な代替栄養の導入も視野に入れる必要がある．

おわりに

　筆者は入院患者に対し，経口摂取をすすめる援助を多職種と連携して提供している．患者が地域へ戻れるように支援するためには，地域で活動される他職種の方々との連携が重要であると感じている．そして地域で活動される方々に，入院中に設定した食事形態や姿勢などの摂食条件や具体的な指導を伝達する責務があると考えている．地域で活動される方には，患者・家族を支援していただく際に，われわれの指導内容をご参考，ご活用いただけるとありがたいと考える．そして可能であればその後の経過を共有する機会を増やし，一人でも多くの患者が口から食べ続けられるためにも，お互いの連携をさらに深めていきたいと考えている．

◆ 文　献
1) 大津比呂志：病期別リハビリテーション看護の実際とポイント（回復期）—③ ADL 自立へ向けた支援：食事．臨床看護　39：723-729, 2013
2) 大津比呂志：高次脳機能障害などでセルフケア遂行能力に障害がある患者への口腔ケアはどうすべき？　藤本篤士, 他（編著）：5疾病の口腔ケア—チーム医療による全身疾患対応型口腔ケアのすすめ．医歯薬出版, pp98-99, 2013

8 高齢障害者の口腔ケアの実際
食べられる口づくりのための口腔ケア&口腔リハビリテーション

村田歯科医院, 歯科医師　黒岩恭子

はじめに

　高齢障害者への口腔ケアに対して，現場で携わっている他職種の方々から，その用器具や方法について質問を受けることが多くなってきた．ここではその代表的な質問を紹介し，それに答える形で本稿を進める．

どのような口腔ケアをすればよいのですか？

　筆者の行っている口腔ケアは，「くるリーナブラシシリーズ」を使っている（図）．このシリーズは，歯牙を磨き口腔内を清潔にするだけではなく，口腔内全域の粘膜を清掃しながら口腔リハビリテーションを行えることを第一として筆者が開発したものである．このブラシを使うことにより，口腔内を清潔にするだけでなく口腔機能を引き出し，なおかつ上咽頭・中咽頭・下咽頭（喉頭蓋・梨状陥凹）周辺のケアを同時に行い，患者さん自ら粘着性の唾液や痰を自己喀出できることを目的としている．毛先が柔らかく，ワイヤーの全周に細い毛を植毛したものや，細かい毛が密集してできているブラシで8種類ある．毛先が柔らかく柄がしなるので口腔ケアを拒絶し抵抗して大暴れする方や，口腔内に過敏や麻痺症状，そして硬縮ないし弛緩など口腔内に違和感があるため，用具を口腔内に挿入することを拒絶する，いわゆる歯科恐怖症の方々に怖い思いを与えることなくケアをすることができる．

　高齢障害者の口腔内は口腔乾燥していることが比較的多いので，このブラシの毛先全周囲に保湿剤を塗布して口腔ケアを行い，同時に口腔粘膜を刺激することで口腔内を湿潤させる．口腔周囲筋や舌をストレッチとマッサージしながら，飲食や発声ができるように誘導していく．

　粘膜をきれいにしながら口腔内全域の唾液腺を直接刺激して唾液の分泌を促し，口腔内・上咽頭・中咽頭・下咽頭（喉頭蓋・梨状陥凹）周辺に張り付いたり貯留している唾液

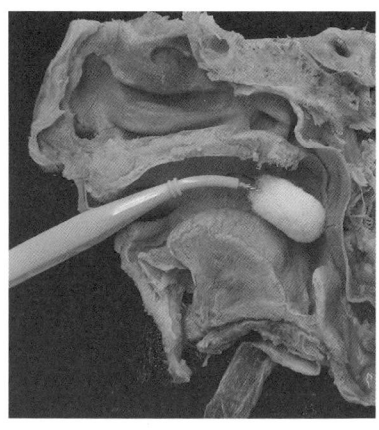

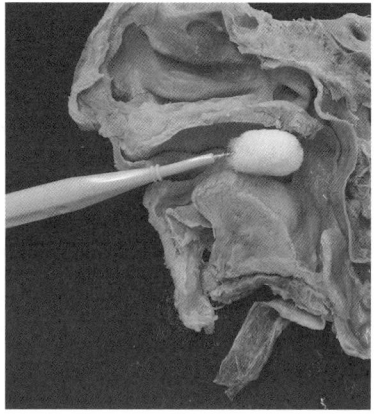

図 「くるリーナブラシシリーズ」での口腔ケア
　左：口腔の状況に合わせて20度程度弯曲させる
　右：弯曲させないまま使用すると咽頭周囲を傷つける恐れがある
　写真：徳島大学大学院ヘルスバイオサイエンス研究部口腔顎顔面形態学分野
　　　　北村清一先生のご厚意による）

や痰，時には血餅などを湿潤させ自己喀出できるよう導くことが可能である．

開口困難な患者さんの口腔ケアを，どのように行えばよいですか？

　そのような患者さんには肩甲骨，僧帽筋，頸部，胸骨筋をリハビリテーションで緩め，適切なポジショニングで姿勢を安定させてから，顔面マッサージを行い口腔ケアを行う．最初はまず5〜6mm程度の開口量があれば，くるリーナブラシミニもしくはミニモアブラシを20度程度弯曲させてこの隙間から挿入し，歯の列の内側，舌，口蓋，舌側の上下の歯を磨くことができる．

　また，ブラシの柄も柔らかく，それを噛んでもらうことで開口量を楽に維持することが可能なので，開口器を使わなくて済み，患者さんが抵抗なくさせてくれるようになる．ブラシの柄を噛んでもらうときには，前歯部は歯の厚みがないため破折する恐れがあるため，奥歯に柄を置き噛んでもらうよう配慮する．あるいは種類の違う「くるリーナブラシシリーズ」（モアブラシとくるリーナブラシミニなど）を2本同時に使いながら開口を促すこともできる．開口が可能になれば，従来型の歯ブラシを使用することもできる．

経口摂取していない方への口腔ケアは？

　経口摂取していない方でも口腔ケアは必要である．こういう方は口から食べていないので口腔機能が廃用しているし，口腔機能をどのように動かしたらよいかを忘れてしまっていることもある．唾液分泌も少ないうえに，服用薬の副作用で口腔乾燥をきたす場合もある．口腔内も飲食物等の摂取が普段ないので触診してみると，ところどころに過敏の箇所

がみられる．以上のことから，口腔内にいきなり手指や口腔ケア用具を挿入するのではなく，言葉かけをしながら顔面に触れ，マッサージすることで唾液を分泌させ，口腔周囲筋が動き出して口腔内のケアが行いやすくなるアプローチから始める．そして，実際の口腔ケアとして，くるリーナブラシと保湿剤を用いて口唇，頬，歯列，舌，口蓋，咽頭と進めていく．しっかり口腔ケア・咽頭ケアを行うことで自己喀出を誘導する．喀出した粘着性唾液，痰，時には血餅をくるリーナブラシの毛先でひっかけて口腔外へ取り出すことで，上咽頭・中咽頭・下咽頭（喉頭蓋・梨状陥凹）周辺の口腔機能のリハビリテーションができる．また，お楽しみ程度に経口摂取に移行できる場合もある．口腔や咽頭ケアを徹底することで胃瘻を挿入している部分が清潔になってくる．

周辺の感染や皮膚のただれが治癒し，経鼻経管栄養を行っている場合の経鼻管の汚染が減少する．

咽頭に雑音がある患者さんへはどう対応しますか？

咽頭に雑音がある場合は，下咽頭（喉頭蓋・梨状陥凹）周辺に粘着性で流動性の低い痰や唾液，もしくは血餅，食物残渣また乾燥したそれらが粘膜に張り付いたものが貯留している状態である．喀出できれば貯留することはないが，腹筋，背筋等の筋力が落ちていたり，口腔内に麻痺などの障害があると口腔機能の協調性がなくなっているため，これらを喀出できにくくなる．そのために，場合によっては窒息状態に陥ったり，発声はしにくく嚥下はできず，呼吸も苦しい状況で発熱もみられる．

仰臥位が長い患者さんの多くは，頭部が伸展し，下顎，舌，頬筋，口唇（口輪筋）が重力の影響ですべての筋肉が後方に引かれているため，筋肉や皮膚がぴんと張った状態で動かしにくくなっている．可能な患者さんにはできるだけ座位姿勢をとってもらい，正常な筋肉の動きで唾液分泌を促し，下咽頭の乾燥した貯留物を潤していく．

また，唾液で潤しながら口腔リハビリテーションを行うことが刺激になり，咽頭の動きも誘発される．もちろん，座位姿勢がとれないなど個々の状態は異なるので，理学療法士や作業療法士のような専門家との連携で行っている．

咽頭の動きが出てきたら軟口蓋，口蓋垂，咽頭扁桃，舌根部などをくるリーナブラシで微振動を与えると咳反射が起こり，柔らかくなった貯留物を喀出できるようになる．そのときにすかさず喀出した分泌物をブラシの毛先に引っかけて絡め取る．これを数回行ってきれいになるまで繰り返す．咳が出る手前で咽頭部に動きが出てきたときには，ブラシを動かすのをやめ，舌根部付近で制止させ，咳が起こるのを待つ．こうすることで，喀出するための通路を確保することができる．このときにブラシを動かしたままだと嘔吐反射が起きてしまい危険になる．このように，下咽頭部の貯留物が取れると咽頭部の動きを誘発することができ，分泌物で閉孔されて呼吸が苦しそうな詰まった状態が解消され通路ができ，安全な嚥下が可能になる．呼吸もスムーズになり，SpO_2が上昇し，脈拍も安定し，

発熱している場合は熱が数時間後に下がることも経験する．

　筆者が「くるリーナブラシシリーズ」の第1号を開発したのは1999年7月であった．それ以来，以上のような口腔ケア・口腔リハビリテーション・咽頭ケアを全国の病院・施設・在宅へ普及してきた．

　その結果，
①誤嚥性肺炎が減少した
②病院での在院日数が少なくなり，退院が早くなった
③経口維持が保てる
④経口移行につなげることができた
⑤心身の状態が安定した
⑥QOL・ADLが向上した
⑦心身のリハビリテーションの効果が上がった
⑧ターミナル期での口腔ケアの必要性を痛感した
⑨悔いのない看取りができ，家族から感謝された
⑩吸引回数を減らすことができる

等の感想をいただいた．心血注いで編み出した「くるリーナブラシシリーズ」を使用しての口腔ケア・口腔リハビリテーション・咽頭ケアの効果をもっと多くの方々にお伝えし，口腔機能の協調運動を引き出せて生命力を感じた瞬間の感動と患者さんやご家族の笑顔に遭遇したときの喜びを皆さんと共有したいと願っている．

おわりに

　口腔ケアといわれていても，歯牙をきれいにするとか，口腔内を清掃目的で拭き取るということにとどまり，本当の意味での口腔ケアがまだ行われていない状況が多いようである．用具の選択やアプローチのミスマッチによって逆に状況を悪化させていることもみられる．筆者の考える口腔ケアは，口腔および周囲の機能を引き出して誤嚥性肺炎を予防し，意識レベルを覚醒させることにより発語を促し，飲食にかなう口腔をつくることが目的である．したがって，歯のない人にも口腔内で邪魔にならない義歯を入れることによって口腔環境を整えて，咀嚼を通して食事ができる口腔をつくることも目的としている．

　もっと口腔ケアに理解を得たい方は，「地域リハビリテーション　2014年1月号〜6月号」[6]を参考されたい．

◆ 文　献
1) 北村清一郎（編著）：臨床家のための口腔顎顔面解剖アトラス．医歯薬出版，2009
2) 加藤武彦，他（編）：食べられる口づくり　口腔ケア＆義歯DVD付．医歯薬出版，2007
3) 舘村　卓：臨床の口腔生理学に基づく摂食・嚥下障害のキュアとケア．医歯薬出版，2009
4) 迫田綾子（編）：図解ナース必携　誤嚥を防ぐポジショニングと食事ケア．三輪書店，2013
5) 北村清一郎（編著）：なぜ「黒岩恭子の口腔ケア＆口腔リハビリ」は食べられる口になるのか．デンタルダイヤモンド社，2013
6) 黒岩恭子，他：食べられる口づくり　口腔ケアから咽頭ケアへ．地域リハ 9(1)〜(6)，2014

第2章　連携のための医科・歯科・栄養の基礎知識と実際

9 摂食嚥下の基礎知識
解剖生理・病態

札幌西円山病院，歯科医師　藤本篤士

はじめに

　摂食嚥下運動は食物を口から胃へと移送するまでの一連の運動をいい，解剖図（図1）に示すさまざまな器官が協調運動を行うが，その運動システムはさまざまなモデルで説明されている．代表的なものとしては準備期（咀嚼期，図2〜4），口腔期，咽頭期，食道期（図5〜8）の4期に分けて狭義の生理的嚥下モデルである4期モデルがあり，またこれに先行期を加えて5期に分けリハビリテーション医療の臨床モデルとした5期モデルがある．また，固形物の咀嚼運動中に食塊の一部が嚥下運動前に咽頭に送り込まれていることなどから，咀嚼運動と嚥下運動は互いに独立した運動と捉えず，咀嚼嚥下複合体に関する生理学的モデルであるプロセスモデルなどである[1]．

　いずれのモデルも一定条件下での摂食嚥下運動をよく説明しているが，「食べる」という大きな視点からみたときには，その一部を解説しているにすぎない．しかし，嚥下に関する基本的事項としてこれらのモデルをよく理解することは重要であり，臨床的にはさらにより幅広い視点から「食べる」ことについて深く学び，多職種で協働して関わることが

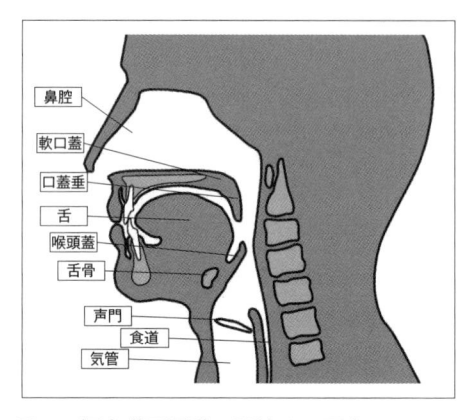

図1　摂食嚥下運動に関連する器官

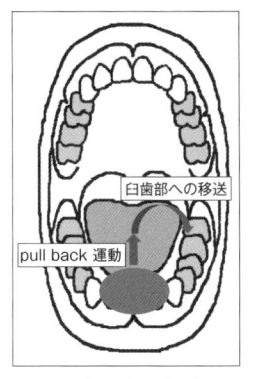

図2 咀嚼運動：食物の口腔への取り込みと臼歯部への移送（stage I transport）

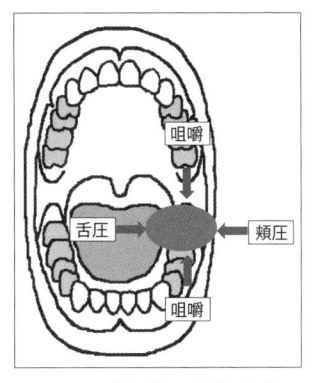

図3 咀嚼運動：食塊形成

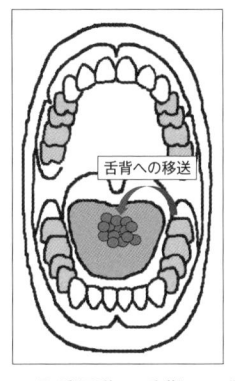

図4 咀嚼運動：舌背への移送

望まれる．

本稿ではより簡単に摂食嚥下運動の全体像を把握しやすくするために，咀嚼運動と嚥下運動の2つの視点から解説する．

咀嚼運動

1. 咀嚼運動のメカニズム（図2～4）

(1) 口腔の前方で捕食した食物を口腔の奥のほうに舌が移送し（pull-back運動），続いて臼歯部に食物を移送する（stage I transport）．

(2) 頬と舌で挟んだ食物を，歯で噛んで粉砕する．

(3) 粉砕された食物は舌側と頬側に分散するが，これを舌と頬の圧により臼歯部に再び移送する．また，頬と舌で挟んで，歯で噛んで粉砕するという運動を，飲み込みやすい食塊になったと感じるまで繰り返して，食塊を形成する．

(4) 飲み込みやすい形態となった食塊は，舌によって舌背の上に移送される．咀嚼運動中に一部の食塊は舌の能動輸送によりすでに咽頭部に移送されており（stage II transport），舌背の上の食塊と咽頭部の食塊が一緒に嚥下される．

咀嚼運動は口腔の前方で捕食した食物を臼歯部に移送して歯で粉砕し，スムーズな嚥下運動を行うことができる"食塊"を形成する運動である．この咀嚼運動によって臼歯部に形成された食塊は，続く嚥下運動のために舌背の上に移送される．

咀嚼運動においては，飲み込めると判断できる食塊にまで食物を粉砕することができる歯と，噛むための咀嚼筋が十分に機能することが重要であるが，これと同時に機能する舌や頬の協調運動がなければ食塊を形成することができない．つまり舌や頬でしっかりと食物を挟まなくては歯で噛むことはできないのである．このことは例えば小指で頬を外側に

引っ張りながら咀嚼をしようとしても，頬側に食物が溜まり，食塊形成ができないことで理解できるであろう．

2. 咀嚼運動の障害

1) 食物移送の障害

舌機能が低下して可動範囲の制限があったり，舌萎縮がみられるなどのために，前方部で捕食した食物を後方に移送してさらに臼歯部に移送するということができないケースや，嚥下運動をするために臼歯部に形成された食塊を舌背の上に移送できないなどのケースでは，嚥下運動を行っても口腔内に食物残渣が多量に残留するなどの症状がみられる．また，いつまでも咀嚼運動を続けているばかりで嚥下運動をしないという症状がみられることもある．対応としては，舌の可動性を改善する間接訓練を行う，スムーズな食物移送ができるように舌と口蓋の接触関係を改善する PAP（palatal augmentation prosthesis：舌接触補助床）を作製する[2]，食塊形成が終了した形状に調理された食物を舌背の上にスプーンで乗せて，すぐに嚥下運動に移行できるように配慮するなどがある．

2) 咀嚼運動の障害（食塊形成不全）

歯の欠損を放置して義歯を使用していなかったり，義歯が不適合のために十分な咀嚼運動ができず食塊が形成できないようなケースでは，食塊形成のための咀嚼時間が長くなり，また無理に嚥下運動を行おうとしてムセる，嚥下運動を行っても口腔内に食物残留が多いなどの症状がみられる．対応としては，義歯装着や調整など歯科治療により，咀嚼環境の改善を試みる．義歯装着ができない場合などは食塊形成が終了した形態に近く調理した食形態のものや，舌と口蓋によるすり潰し運動によって嚥下運動が可能と患者本人が判断できる食形態にできるような軟らかく調理された食物を提供するなどがある．

また，中等度から強度の口腔乾燥の場合には，粘膜の可動性が制限されスムーズな運動が阻害される．ゲル状の口腔保湿剤の使用が即効性があり簡便である．

嚥下運動

1. 嚥下運動のメカニズム（図5〜8）

(1) 口唇を閉じる．
(2) 鼻咽腔を閉鎖する．
(3) 舌尖を口蓋前方部に押しつける．
(4) 舌背が前方から後方へと口蓋との接触域を拡大し，食物を咽頭へ移送する．
(5) 舌骨，喉頭が挙上され，喉頭蓋が下がり，声門が閉じ，喉頭口が閉鎖される．
(6) 咽頭部の収縮により食塊は下方に移送される．
(7) 食道入口部が開大し，咽頭から食道へ食塊は移送される．

9. 摂食嚥下の基礎知識

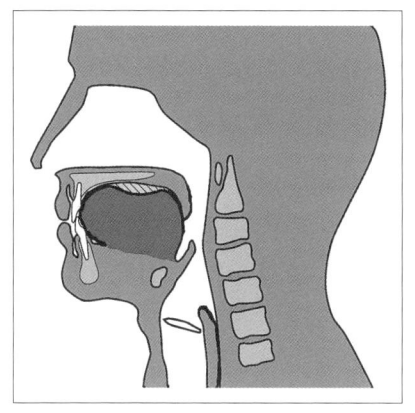

図5 嚥下運動：嚥下運動開始直前

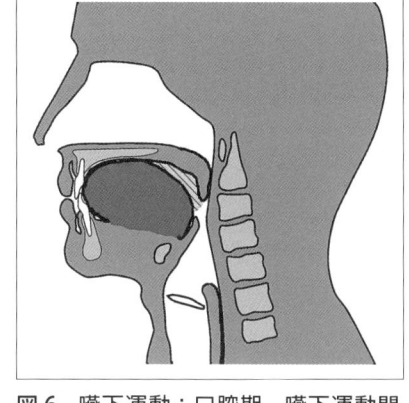

図6 嚥下運動：口腔期 嚥下運動開始直後

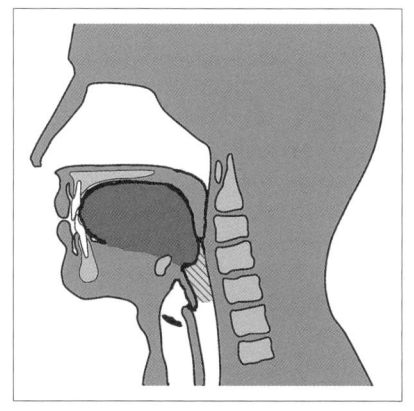

図7 嚥下運動：咽頭期

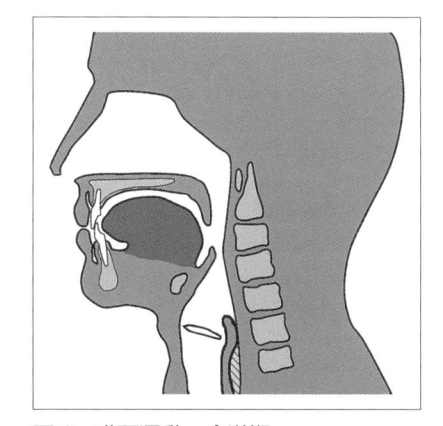

図8 嚥下運動：食道期

　健常者は嚥下運動を覚醒時は3分に1回，就寝時は12分に1回，食事の際には20秒に1回の頻度で，1日合計約600回の嚥下運動を行っている[2]．また，唾液は平常時は毎分0.3mL，就寝時は毎分0.1mL，食事時は毎分4.0mL分泌しており，平常時や就寝時においても唾液の嚥下運動とともに，口腔内の食物残渣や細菌などを嚥下して強酸性環境である胃に送り過剰な細菌繁殖を抑制している．唾液分泌と嚥下運動は，口腔や咽頭部の自浄性（保清）と深い関わりがある．

2. 水分嚥下と固形物嚥下

　水分を口腔内に入れると，奥舌部分を挙上して軟口蓋部分と接触させて舌と口蓋の間に貯留させてから，全量を一気に嚥下する．これに対し，固形物は咀嚼運動中に食塊の一部が咽頭に移送され，喉頭蓋谷や梨状陥凹に一部が貯留される（stage II transport）．そして，口腔内で形成された食塊が舌背上に移送され，嚥下運動により咽頭に移送されている一部の食塊とともに全量が食道，胃へと移送される．健常者は水分を多く含む固形物を咀嚼するときには，固形物であっても咽頭部に一部の食塊と水分が流れ落ちることがないよ

うに咀嚼パターンを修正して対応する．しかし覚醒不良や，舌の運動機能低下などにより咀嚼パターン修正ができずに誤嚥につながる．嚥下障害患者には水分と固形物を分けて食事介助をするなどの対応が必要である．

3. 嚥下運動の障害[3]

嚥下障害の病態はさまざまで，多くはその原因も複合化しており，すべての病態を網羅して解説することはできない．1つの視点として嚥下運動前後の時系列で，臨床でよくみられる嚥下障害の基本的な原因と対応について述べる．

1) 嚥下運動前

嚥下運動が始まる前の口への水分の取り込み直後にムセる．舌機能低下や麻痺などにより，奥舌部分を挙上させられないようなケースでは，口腔内に水分の貯留ができないため，口腔に入れた水分がすぐに咽頭に流れ込んでムセることになる．対応としては，舌を保持しながらストレッチしたり，「ka」音の連続発声などの間接訓練により舌の可動性を向上させる．水分にとろみ剤などを添加し粘度を増加させて，水分の流れを遅くするなどがある．

2) 嚥下運動直後

通常，嚥下運動時には喉頭蓋が下がると同時に声門が閉鎖して気道への食塊流入を防いでいるが，喉頭挙上不全や嚥下筋群の筋力低下により閉鎖が不十分となったり，0.5秒前後の短時間で起きるこれらの一連のスムーズな協調運動が障害されることが原因となり，嚥下運動直後にムセるという症状がみられることが多い．また，食道入口部の輪状咽頭筋が開大せず，食塊が食道入口部に残留するためにムセるというケースもみられる．対応としては，喉頭挙上筋群や輪状咽頭筋を強化するための間接訓練として頭部挙上訓練（シャキア法）や，バルーンによる食道入口部の拡張訓練などがある．

また，軟口蓋が麻痺している場合などには鼻咽腔閉鎖が不完全となり，嚥下運動直後に食塊の一部や水分が鼻から漏出したり，鼻汁に混じる，開鼻声になる，くしゃみが出るなどの症状がみられる．対応としては，食事時は鼻つまみ嚥下の指導，軟口蓋挙上訓練や，頬を膨らませたり凹ませたりする間接訓練が適応となるが，歯科でPLP（palatal lift prosthesis）を作製し使用することが効果的である症例もある．

3) 嚥下運動後，時間経過後

嚥下筋群の筋力低下，特に咽頭部の収縮力不足や舌の運動制限，麻痺などが原因となり，嚥下運動後に食塊の一部が咽頭部に残留する場合には，その後の呼吸運動や体動などにより，気管に流入してムセにつながる．嚥下運動後の口腔内残留がなくても，咽頭部に残留しているかどうかは感覚的な違和感を訴えなければ，認知することは難しい．食後，ある程度の時間が経ってからのムセがみられるときには，食事時のうなずき嚥下の指導，食後に水分やゼリーをしっかりと嚥下させる，舌突出嚥下訓練（舌前方保持嚥下訓練）などが対応法となる．

◆ 文 献

1) 才藤栄一：摂食・嚥下のモデル．才藤栄一，他（監）：摂食・嚥下リハビリテーション 第2版．医歯薬出版，pp62-63，2007
2) 藤本篤士：口腔・舌筋のサルコペニア．若林秀隆，他（編著）：サルコペニアの摂食・嚥下障害．医歯薬出版，pp100-105，2013
3) Lear CSC, et al：The frequency of deglutition in man. *Arch Oral Biol* 10：83-99, 1965
4) 藤本篤士：在宅患者の摂食・嚥下機能の臨床的な見方と障害への対応．岡田晋吾（編）：在宅栄養管理のプロになる．医学と看護社，pp36-44，2013

第2章　連携のための医科・歯科・栄養の基礎知識と実際

10 嚥下リハビリテーションの実際
直接訓練・間接訓練

横浜市立脳血管医療センター　リハビリテーション部，言語聴覚士　鶴田　薫

はじめに

　誤嚥を防ぎ嚥下機能の改善をめざす訓練法は，多数紹介されており，日本摂食嚥下リハビリテーション学会2014年版では，48種類がまとめられている[1]．このように多くの訓練法の中から適切なものを選択するには，理学的所見，神経学的所見，VF（嚥下造影検査），VE（嚥下内視鏡検査）などによる摂食・嚥下機能評価等に基づいた検討が必要となる．また，実施にあたってはリスク面から言語聴覚士などの専門職が行うべきものも多いが，本稿では専門職の指導を受ければ在宅でも比較的行いやすいものにしぼって紹介する．

　なお，いずれの訓練法も，安全面から口腔内が清潔であることを確認してから開始する．口腔ケアの実際については本書別稿を参照されたい．

間接訓練（基礎訓練）

　間接訓練は基礎訓練とも呼ばれる．食物を用いずに，摂食・嚥下にかかわる諸器官の動きや感覚を改善させることを目的としている．経口摂取未開始の期間中の基礎訓練として行うほか，直接訓練と組み合わせたり，毎日の食事開始前の準備運動や自主訓練としても行われる．

　間接訓練を実施する際は，目標とする行動を患者が正しく行えるよう，わかりやすく説明するように努めるとともに，患者の日々のモチベーション維持のために適切にフィードバックをしたり経過を視覚的に示す等の工夫をする．

1. 嚥下体操[2]

　経口摂取を行っている患者に対し，摂食前に実施して頸部や体幹のリラクゼーションと覚醒を促す．

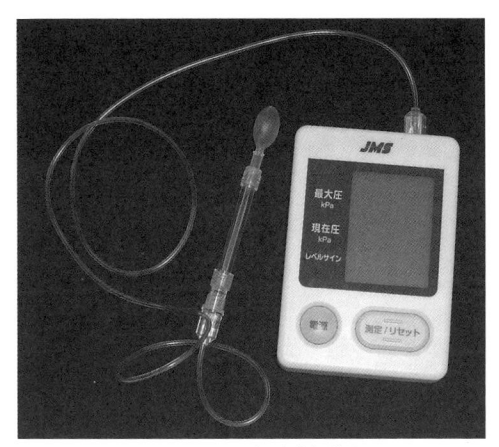

図1　JMS 舌圧測定装置
〔(株)ジェイ・エム・エス〕

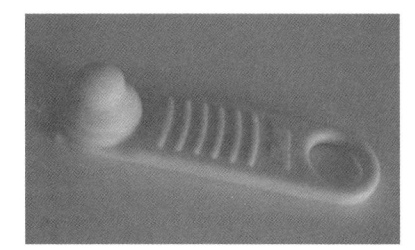

図2　舌トレーニング用具（写真は普通の硬さ）
〔(株)ジェイ・エム・エス〕

座位やベッド上でリラックスした姿勢を取らせ，深呼吸，頸部・肩・体幹の運動，口唇の運動，顎の開閉，舌の運動，発声練習などを組み合わせて行う．頸部疾患をもつ患者には頸部の運動を省略するなど，患者の状態に合わせて適宜変更する．

2. 口唇・舌の訓練

口唇・舌の拘縮や感覚低下，筋力低下の予防と機能向上を目指すもので，筋緊張，筋力，失調等の状態を評価・観察したうえで行う．顎関節や歯の問題による影響が疑われるときは，歯科・口腔外科の介入を依頼する．

1) **口唇**[3]：閉鎖不良による流涎や口唇からの食物の漏出改善のために，訓練者が上唇を上方に押すように抵抗をかけながら，口唇閉鎖を促し1～2秒保持する．下唇も同様に行う．

2) **舌**：可動域が乏しい場合は湿ったガーゼで舌を包み，しっかり持って突出，挙上，左右運動等の粗大運動を介助で行う．また，抵抗訓練として以下の方法もある．

【舌筋力増強訓練】食塊形成や舌による食塊の咽頭への送り込みの改善，舌骨上筋群の筋力増強による喉頭挙上や食道入口部開大を目指す．舌に載せたバルブを硬口蓋の間で圧縮して舌筋力を強化する訓練の効果が示されており[4]，舌上の綿チップ[5]，スプーンの背や訓練者の指[3]を口蓋に向かって押し付ける訓練法がある．舌圧測定機器（図1）や訓練用具（図2）を使うと，達成度をフィードバックしやすい．

【前舌保持嚥下訓練】[6] 舌根部と咽頭壁の接触を強化することで，嚥下圧を高め咽頭残留の改善を目指す．挺舌して前歯で舌を軽く噛んで保持したまま，唾液を嚥下（空嚥下）する．舌を突出するほど嚥下筋にかかる負荷が増大する．

3. のどのアイスマッサージ[7]

嚥下反射を繰り返し起こさせ，嚥下関連筋群の筋力強化や協調性改善を図る．経口摂食

を行っている患者には，食前のウォーミングアップ目的で行うこともある．

　凍ったアイスマッサージ棒を冷水で軽く湿らせ口唇に軽く触れてから舌，前口蓋弓，舌根部，咽頭後壁と奥に向かって粘膜を軽くマッサージした後，空嚥下させる．咽頭反射が強い場合は無理に行わない．衛生面から，液材が含まれ包装された口腔ケア用綿棒〔ハクゾウマウスクリーンＡ：ハクゾウメディカル（株）〕を凍らせて使用してもよい．

4. 頸部等尺性収縮手技[8]

　老化等により喉頭位置が変化した患者への喉頭挙上筋の筋力強化を目指す．下顎に指をかけて下顎を押し上げ，下顎はこの上肢の抵抗に逆らって下げる運動を行う．食前に4～6秒間持続を3回実施する．

5. 嚥下おでこ体操[9]

　喉頭挙上筋の筋力強化を目指す．額に手掌を当て抵抗を加え，おへそをのぞき込むようにして強く下を向く．持続訓練（ゆっくり5つ数えながら6～7秒間持続）と反復訓練（1～5までの数唱に合わせて下を向くように力を入れる）を行う．

6. 息こらえ嚥下[9,10]

　嚥下動作前・動作中の声帯閉鎖を確実にして誤嚥防止を目指す．直接訓練でも使われるが，まずは食物を用いない方法で以下のパターンを確実に習得しておく．口腔内の湿潤を確認してから鼻から大きく息を吸いしっかり息を止める，息を止めたまま空嚥下する，嚥下直後に口から勢いよく息を吐き出す．

直接訓練（摂食訓練）

　直接訓練は摂食訓練ともいわれ，食物を用いて一連の摂食・嚥下運動を行うもので，諸器官の運動機能やタイミングの改善を図り，口腔・咽頭汚染の予防にも役立つ．必要な栄養を摂取する手段を確保したうえで開始し，リスクを確認し安全性については他職種と連絡を取り合って進める．

　患者の状態によって，姿勢，食器，介助法，環境調整等を行い，改善の状態に合わせ再評価を行い，その結果に基づいて段階的に進めていく．

1. 姿勢の調整[11]

　適切な姿勢を設定して誤嚥を防止し，安全に摂取できるようにする．

　患者一人ひとりに対し，重症度や症状に応じて安全な姿勢を設定するが，頸部を軽く前屈することが基本である．リクライニング位で頸部が伸展しやすい場合は，頸部にタオルを入れるなどして補正する．

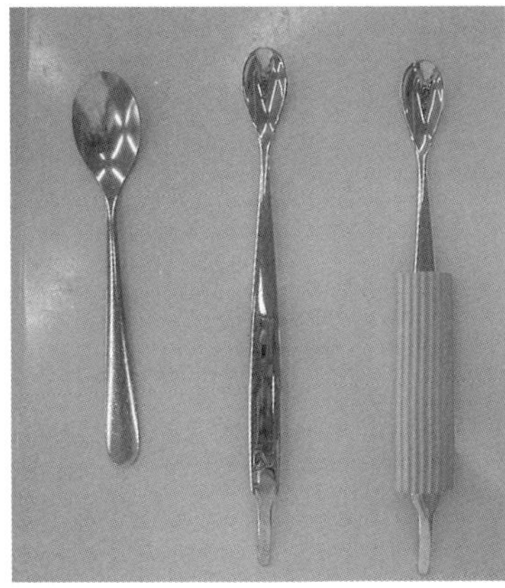

図3 嚥下障害用スプーン
左：通常のスプーン
中：嚥下障害用に工夫されたKスプーン
右：Kスプーンの柄を太くしたもの
〔(株) 青芳製作所〕

　一例として，舌の可動性低下で食塊移送が困難な患者には，一般的に重力を利用したリクライニング位を取る．重症なほど角度を水平近く（30度）にし，また，食塊が健側咽頭を通過しやすいように，健側を下にした姿勢を取る（患側の肩や腰に枕を入れて調整）．この姿勢では自力摂取困難なため介助摂取である．改善してくれば徐々に角度をアップし座位姿勢に近づけていく．

2. 食形態の調整

　評価結果から食品を調整することにより安全な摂取を目指す，直接訓練に必須の訓練法である．詳細は，本書第2章12を参照されたい．

3. 一口量の調整 等[9]

　一口量や摂取速度を調整することで咽頭残留や誤嚥を防ぐものである．
　適切な量はVF・VEをもとに決定するが，食物の粘度等によって同じ量でも誤嚥しやすいこともある．患者をよく観察し，適宜変更する．自力摂取が始まると徐々に一口量が多くなったり，摂食ペースが速くなりがちなため，摂食時に声をかけたり，注意書きを呈示するとともに，嚥下障害用に工夫されたスプーン（図3）を使用することも必要である．非利き手でスプーンを持ちやすくするため柄を太くしたり（図3），患側に注意が向きにくい患者は食器の見落としが生じることもあるため視野に入るように食器を移動することも行う．

4. 介助方法[11]

　自力摂取が困難な場合は，以下に留意して介助する．

- 患側に注意が向きにくい患者には，健側から介助する．また頸部伸展の姿勢を避けるため，介助者は座位で低い位置から介助する．
- 1さじ分を確実に嚥下したことを確認してから次の1さじに進む．口腔内に食物がなくても，咽頭に貯留していることもあるので，喉頭の動きに注目して判断する．
- 注意がそれると誤嚥しやすいので，咀嚼や嚥下中に患者にむやみに話しかけない．
- むせたら一旦休み，すぐに摂食を再開しない．

5. 嚥下法

咽頭残留を減少させたり，食塊を安全な側に誘導する手段である．

1) **交互嚥下**[10]：嚥下後に異なる形態の食物を嚥下することで，嚥下反射を促し咽頭残留物を減らす．残留しやすい食品の後に，嚥下反射が確実に起こることが確認できた食品（ゼラチンゼリー，トロミ付き水分を使用することが多い）を少量摂取させる．横向き嚥下や複数回嚥下と組み合わせることもある．

2) **複数回嚥下**[1]：咽頭残留を除去し嚥下後誤嚥を防止するために，嚥下を行った後に複数回，空嚥下をさせる．空嚥下が困難な場合は，のどのアイスマッサージや交互嚥下を利用する．

3) **横向き嚥下（頸部回旋）**[12]：目的に応じて2つの方法がある．患者に無理のない範囲で回旋させるように注意する．

【嚥下前頸部回旋】咽頭側への食物の誘導を目指す．VF正面像で咽頭通過しにくい側を確認し，嚥下前にあらかじめ通過しにくい側に頸部を回旋させ，食物を嚥下する．

【嚥下後頸部回旋】咽頭残留物の除去を目指す．食物の嚥下後に，頸部を右，左に回旋して空嚥下あるいは，少量のゼリーや水分の交互嚥下を行う．

◆ 文　献
1) 日本摂食嚥下リハ学会医療検討委員会：訓練法のまとめ（2014版）．日摂食嚥下リハ会誌　**18**：56-89，2014
2) 藤島一郎：脳卒中の摂食・嚥下障害　第2版．医歯薬出版，p109, 212, 1998
3) 岡田澄子：口腔・咽頭機能訓練．*MB Med Reha* **57**：34-40, 2005
4) Robbins J, et al：The effects of lingual exercise on swallowing in older adults. *J Am Geriatr Soc* **53**：1483-1489, 2005
5) 小島千枝子：嚥下訓練手技再考．*MB Med Reha* **83**：21-28, 2007
6) 倉智雅子：前舌保持嚥下のEBM．言語聴覚研究　**7**：31-38, 2010
7) 柴本　勇：ナースが行う摂食・嚥下訓練の実際．藤島一郎，他（監）：動画でわかる摂食・嚥下リハビリテーション．中山書店，pp38-58, 2004
8) 岩田義弘，他：高齢者に対する頸部等尺性収縮手技（chin push-pull maneuver）による嚥下訓練—自己実施訓練の効果．耳鼻　**56**（Suppl 2）：S195-S201, 2010
9) 聖隷嚥下チーム：嚥下障害ポケットマニュアル　第3版．医歯薬出版，pp95-137, 2011
10) Logemann JA, et al：Evaluation and Treatment of Swallowing Disorders. 2nd ed（道　健一，他　監訳：Logemann　摂食・嚥下障害），医歯薬出版，pp171-175, 2000
11) 清水充子：嚥下訓練・摂食訓練．*MB Med Reha* **57**：41-51, 2005
12) 藤島一郎：脳卒中の摂食・嚥下障害　第2版．医歯薬出版，pp116-120, 1998

第2章 連携のための医科・歯科・栄養の基礎知識と実際

11

呼吸リハビリテーションの実際

七沢リハビリテーション病院脳血管センター，理学療法士　小泉千秋

はじめに

　呼吸リハビリテーションとは，呼吸介助，コンディショニング，持久力・筋力トレーニング等の全身の機能回復を通じて呼吸機能向上を目指している[1]．呼吸と嚥下は解剖学的に共有する部位が多く，それぞれが協調的に活動している．そのため，呼吸や嚥下の機能低下は互いに影響を及ぼす．

摂食・嚥下障害における呼吸器のリスク

　摂食・嚥下障害におけるリスク，特に経口摂取の場合は呼吸器に関連することが多い．例えば，食塊による気道の閉塞，誤嚥物が気管に侵入することによる気道粘膜の破壊，誤嚥性（嚥下性）肺炎の発症等が挙げられる．このようなリスクを回避するため，生体には異物が取り込まれた場合に体外に排出するメカニズムが備わっている．生理的な喀出機能の1つが気道防御反射である．咳嗽反射が代表的だが，嚥下反射も気道クリアランスの点から気道防御機能の1つである[2,3]．喀出に影響する因子には，繊毛運動，重力，粘液の粘稠性，呼気流速が挙げられる[4]．咳嗽反射で喀出できる部位は中枢の気管支までであり，末梢の喀出には気流や粘液繊毛運動等が必要になる．繊毛運動にはさまざまな因子が影響し，活動の促進には換気や重力等，抑制には睡眠や乾燥等が挙げられる[5]．そのため，換気量を保つための胸郭の拡張性，体位変換，気道内の加湿，体内の水分量の確保等が必要である．

入院中の呼吸リハビリテーション

　疾患の発症から在宅に至る過程の入院中における呼吸リハビリテーションは，呼吸障害および呼吸器合併症に対して，呼吸機能を含めた全身の身体機能向上を目指す．急性期ではリコンディショニングを目的に対応する．肺炎を発症している場合には，必要に応じて

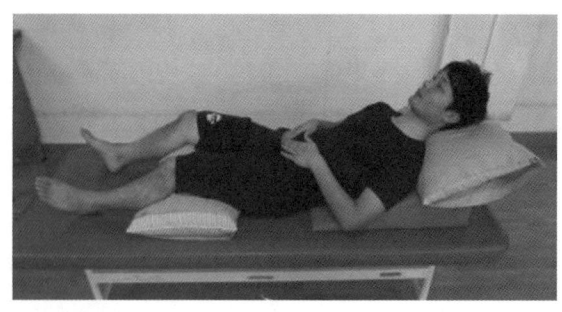

図1　腹式呼吸の促通（仰臥位）
仰臥位をとり，胸郭が挙上位の場合には三角マット等を利用し胸郭の位置を調整する．上腹部に手を乗せ，その手が持ち上がるように鼻腔から吸気を行い，その後，吸気より長く口から呼気を行う．慣れてきたら呼気時に口をすぼめて行う．

体位ドレナージや呼吸介助等の呼吸理学療法を行うことで，痰等の喀出を促し早期の回復を目指す．全身状態が安定した段階では，離床を促し廃用や体力低下を予防する．その後，機能回復に応じた運動療法を通じて，起居・移動動作やADL動作の自立を促す．直接的に呼吸機能へは，ストレッチ等による胸郭の可動性向上による換気の改善，横隔膜の活動性を高める腹式呼吸促通による呼吸パターンの調整，気道内分泌物の喀出機能向上等を身体状況に合わせて行う．また，呼吸状況に応じて，退院後の在宅生活を見据えた身体に負担をかけない日常生活動作の検討が必要になる．

在宅生活における呼吸リハビリテーション

摂食・嚥下機能に関連した呼吸機能向上には，嚥下に影響しない安静呼吸運動の獲得，気道クリアランス，誤嚥した場合の喀出機能，誤嚥性肺炎（嚥下性）の予防等が必要になる．ここでは在宅で可能な呼吸機能への対応方法を紹介する．

1. 基礎体力の維持・向上

高齢者の肺炎の多くは誤嚥性といわれている[6]．誤嚥性肺炎が生じるメカニズムにはさまざまな要因が関連しているが，高齢者の場合，基礎体力の低下を予防する必要がある．安静臥床状態を減らし，座位や立位での抗重力な活動を増やし，日常での起居動作や歩行の自立を確保することが必要になる．

2. 呼吸調整

安静時の呼吸は主に横隔膜の活動で行われる．通常呼吸パターンは吸気に対し呼気優位だが，呼吸機能が低下し努力性の呼吸になると呼吸補助筋の活動が増加し，吸気が増え呼吸数が増加する．その結果，呼吸と嚥下反射とのタイミングが合わずに，咽頭残留，喉頭侵入や誤嚥の生じる可能性がある．そのため，横隔膜の働きを促し，呼吸数や呼吸パターンを調整する必要がある[7]（図1）．

11. 呼吸リハビリテーションの実際

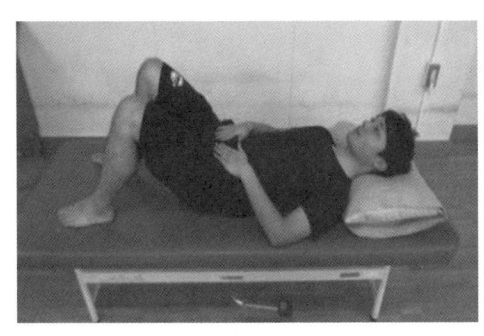

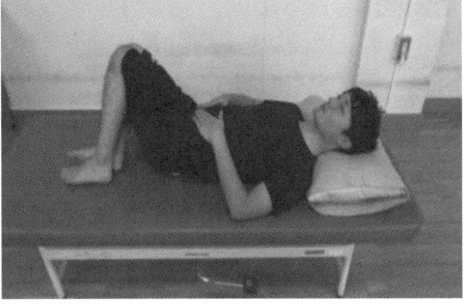

図2　呼吸に合わせた胸郭ねじり運動（仰臥位）
膝立てした仰臥位をとる．深吸気を行い，その後，呼気に合わせて膝を倒しながら胸郭をねじる．膝を倒す際，対象者は両肩を浮かせずに胸郭がねじれるように行う．

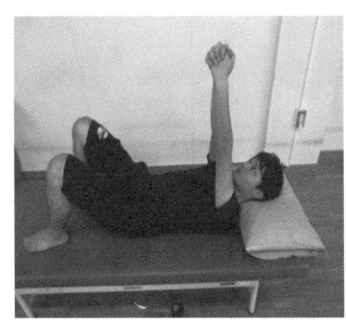

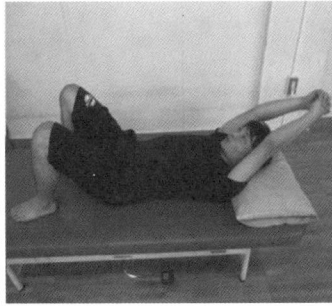

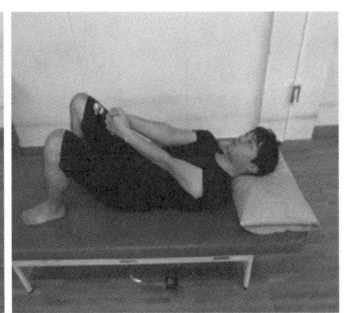

図3　呼吸に合わせた胸郭拡張運動（仰臥位）
膝立てした仰臥位をとり，両手を組み腹部の上で伸ばして上肢を把持する．吸気に合わせて上肢を挙上し，呼気に合わせて可能な限りゆっくり下制する．

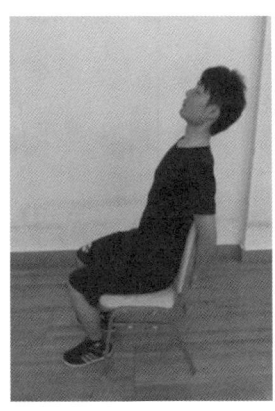

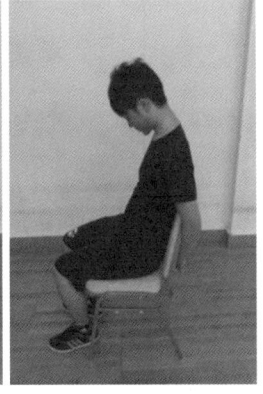

図4　呼吸に合わせた胸郭拡張運動（椅子座位）
椅子座位で，背もたれに両手ないし片手を回す．吸気に合わせて体幹を伸展し，呼気で体幹を屈曲する．

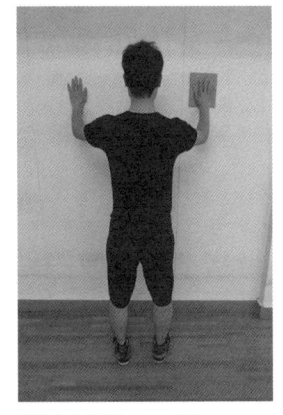

図5　壁拭き運動（立位）
立位で，片手は壁を把持し，片手は布等で壁を拭くように動かす．慣れてきたら全身を使って上肢を前後左右に動かしていく．

3. 体幹の可動性・活動性向上

　安静時の換気能力の向上や末梢の気流の確保には，十分吸気量が確保できる胸郭の柔軟性と拡張性が必要になる．特に，夜間の睡眠時には体動による姿勢変換が異物の喀出には重要になる．ただ，加齢や活動性の低下により，徐々に筋の伸張性や関節の可動性は低下する．そのため，胸郭の動きに影響を及ぼす体幹全体の可動性や活動性向上が必要で，呼吸運動に合わせた体幹の運動を行う（図2～4）．

4. 喀出機能の向上

　喀出機能の基本は呼気機能である．呼気機能を高めるには呼気に負荷をかける必要がある．例えば，持続的に発声を続ける連続呼気活動や，笛を吹くことやブローイング等の呼気抵抗活動が挙げられる．また，呼気機能において喀出に影響する呼気流速には腹部前面筋の活動が必要になる．腹部前面筋の活動を促す方法の1つには，上肢の空間での持続的な抗重力活動が挙げられる（図5）．

　誤嚥した場合の喀出機能の1つは咳嗽機能である．咳嗽のメカニズムは十分な吸気量，声門の閉鎖による空気の圧縮，瞬間の開放の要素である．特に高齢者の場合，声門の閉鎖による空気の圧縮が難しい場合がみられる．そのため，最初は十分に吸気をしてから息を少し止め，その後一気に吐く練習を行う．慣れてきたら呼気時に短く「ハッ」と声を数回繰り返しながら呼気を行い，連続的な声帯の開閉運動を行う[7]．

◆ 文　献

1) 植木　純，他（編）：チームのための実践呼吸リハビリテーション．中山書店，pp2-13, 2009
2) 西野　卓：気道反射と誤嚥．呼と循　**46**：223-229, 1998
3) 西野　卓：意識障害と気道反射．呼と循　**38**：1176-1183, 1990
4) 石田博厚（監）：ICUのための新しい肺理学療法．メディカ出版，pp47-63, 1990
5) 千葉一雄，他（監）：初学者のための呼吸理学療法テキスト．メディカ出版，pp188-196, 2010
6) 寺本信嗣：誤嚥性肺炎：オーバービュー．日本胸部臨床　**68**：795-808, 2009
7) 千住秀明，他（監）：呼吸理学療法標準手技．医学書院，pp22-89, 2008

第2章　連携のための医科・歯科・栄養の基礎知識と実際

12 嚥下調整食の知識と連携の実際

長崎リハビリテーション病院，管理栄養士　西岡心大

はじめに

　ヒトは通常，口から食事を食べ，60兆個の細胞にエネルギーを供給している．分子レベルでは，主に三大栄養素（糖質，脂質，蛋白質）の摂取を通じて，炭素，酸素，水素，窒素を体内に取り込み，酸素の供給下で水と二酸化炭素に変換し，排出すること．一方，口から食べることは生命の維持のみならず，生活を豊かにする営みである．また，その営みは食材，調理の仕方，温度，食感，味，香り，そして個人の嗜好などさまざまな要因に影響される．さらに国や地域の文化（食文化），などの環境因子にも大きく左右される．例えば，正月，節句などの年中行事に食べられる特別な料理は，国や地域が異なれば，種類も意味もまったく異なる．また，食卓に旬の食材が上がれば季節の到来を知ることができる．食卓は家族が集まり，コミュニケーションの場にもなる．このように「口から食べること」は生活に深く根ざしているといえる．

　近年，栄養療法の進歩により，何らかの原因で口から食べることが障害されても，経腸栄養などの代償的手段により栄養状態を維持することが可能となった．しかし，生活の再建という視点で考えると「口から食べるための支援」が重要となる．栄養療法を適切に活用しながら，多職種協働で支援を実施することが望まれる．

　安心して口から食べることが困難な患者にとって，適切な嚥下訓練食を用いた直接的訓練は口から食べることの回復の第一段階である．嚥下調整食の基本要件は，栄養学的要件を満たし，誤嚥・窒息リスクを低減することである．加えて，生活の視点から考えると味や見た目，匂い，温度，地域性などを考慮することが望ましい．近年では病院・施設などで味・見た目などに配慮した嚥下調整食に取り組む事例が増えつつあり，急性期・回復期・維持期の各ステージの特性に基づき，異なる嚥下調整食のあり方を表現することが望まれる．本稿では主に嚥下調整食の一般的知識と，地域連携のポイントについて述べる．

嚥下調整食とは

　嚥下調整食に求められる一般的要件は以下のようにまとめられる．①見た目，匂い，温度などに配慮されていること．米飯は白い茶碗に盛ると高齢者に見えづらいことがあり，時に黒系の茶碗を使用する．食べる前から食欲をかきたてる食事が望ましい．②取り込みが障害されている場合は配慮すること（例：片麻痺患者における食具の工夫や大きさの配慮）③咀嚼・食塊形成能力に見合った食事であること．安全性を重視するあまり咀嚼や嚥下が容易な食事を続けると，咀嚼筋の萎縮など口腔機能の廃用をもたらす可能性がある[1]．④咽頭・食道を一塊となって通過するような物性であること．水分が少ないものや口腔内に張り付くものは詰まりやすい．適度に水分や油脂が含まれたほうが咽頭から食道を滑らかに通過できる[2]．

　本邦では嚥下食ピラミッド[3]など複数の嚥下調整食の分類法があるが，コンセンサスが得られた統一基準はない．そのため嚥下調整食の情報を施設間でやり取りする際，食種や形態の名称が異なり，伝わりにくさが生じている．実際，特別養護老人ホーム63施設における調査[4]では副食形態の名称は39種に及び，施設間で食形態への認識が異なる現状がうかがえる．

日本摂食・嚥下リハビリテーション学会嚥下調整食分類2013

　こうした状況から，2013年に日本摂食・嚥下リハビリテーション学会は「日本摂食・嚥下リハビリテーション学会嚥下調整食分類2013（以下，学会分類）」[5]を公表した．この分類は主に「学会分類2013（食事）〔以下，学会分類（食事）〕」「学会分類2013（とろみ）〔以下，学会分類（とろみ）〕」から構成され，それぞれ早見表も公表されている．具体的内容は学会ホームページ（http://www.jsdr.or.jp/）から原文をご参照いただきたい．

　学会分類（食事）は「コード＋数値」で食形態を表し，コード0j，0t，1j，2-1，2-2，3，4の計7つのカテゴリーに分かれている．コード0jと1jはともにゼリー形態の食品で，0jは蛋白質含有量の少ない均質な嚥下訓練用ゼリー等，1jは蛋白質含有量を問わず均質な物性のゼリー・プリン等を指す．0tは付着性の少ない適切な粘度のとろみ茶等を指す．コード2はミキサー食等と呼ばれ，2-1が均質，2-2が不均質な物性である．

　コード3は咀嚼を必要とせず，歯茎や舌で押しつぶすことで食塊形成が可能な形態で，いわゆるソフト食に相当する．コード4はある程度咀嚼を必要とするが軟らかく，バラつきや口腔内への張り付きが少ない．いずれも粘度等の数値は記載されておらず，多くの施設で利用できるよう平易な表現が用いられている．一方，学会分類（とろみ）は，段階1（薄いとろみ），段階2（中間のとろみ），段階3（濃いとろみ）の3段階に分類される．飲用時と見た目のイメージが表記されているほか，粘度（mPa・s）とLine Spread Test

12. 嚥下調整食の知識と連携の実際

		嚥下食レベル1	嚥下食レベル2	嚥下食レベル3	嚥下食レベル4
	学会分類	0j	1j+3	3	4
食事基準	食事回数	原則1回	原則1回	原則3回	原則3回
	栄養基準	50kcal	250kcal/蛋白質10g	1,200kcal/蛋白質35g	1,400kcal/蛋白質55g
	品数	1品	3品	4品	5品
提供食品(例)		エンゲリード®ミニ(計3個)	スベラカーゼ粥 卵豆腐 ムース など	スベラカーゼ粥 ムース アイオールソフト120 など	全粥 煮魚 芋の煮物 ふくさ卵 など
コンセプト		初めて経口摂取をする方向き.咽頭に張り付かず,滑らかに通過し,口に溜め込んでも離水しない製品を使用.咀嚼・食塊形成は不要.	レベル1よりもややざらつきのある製品を使用する.舌での押し潰し咀嚼がわずかに必要であるが,歯での咀嚼不要.	レベル2よりもざらつきがあり,やや弾力のある製品を使用.レベル3から完全経口摂取へ移行が可能.舌での押しつぶしが必要であり,歯での咀嚼や食塊形成が必要な食品も使用.	通常の食事に近い形態.咀嚼・食塊形成が必要であるが,嚥下しやすいように増粘剤を使用する.

図1 長崎リハビリテーション病院における嚥下調整食

(LST) 値 (mm) が記載されている.

なお,それぞれのコードには「必要な咀嚼能力」が設定されており,各コードに必要な咀嚼能力の目安とすることができる.学会分類はまだ発表されて間もないので,現場での応用が今後の課題であろう.医科歯科連携においても共通言語として期待される.

長崎リハビリテーション病院における嚥下調整食の実際

筆者が所属する長崎リハビリテーション病院は全143床の回復期リハビリテーション専門病院である.入院患者の約70%は脳卒中患者で,全患者のうち入院時非経口摂取患者は13%,嚥下調整食喫食患者は17%であった(2012年4月〜2014年1月退院患者データ).病院の基本方針として「口のリハビリテーションの実現」を掲げ,多職種病棟専従制に基づくチームアプローチにより,どのような患者でも少しでも口から食べられることを目指している.そのため,嚥下調整食は物性面だけでなく,味・見た目・温度などについても配慮するよう努めている.

当院の嚥下調整食は「嚥下食レベル1〜4」の4段階に分かれる(図1).嚥下食レベル1は嚥下訓練用ゼリーのみで,直接訓練開始当初に提供する.嚥下食レベル2は滑らかな物性のゼリー,ムース,プリン形態,嚥下食レベル3はややざらつく物性のムース形態である.嚥下食レベル4は肉や魚を蛋白質分解酵素や真空調理法を利用して軟らかくし,増粘剤でとろみを付けて嚥下しやすく調理した,ある程度咀嚼を必要とする形態としている.

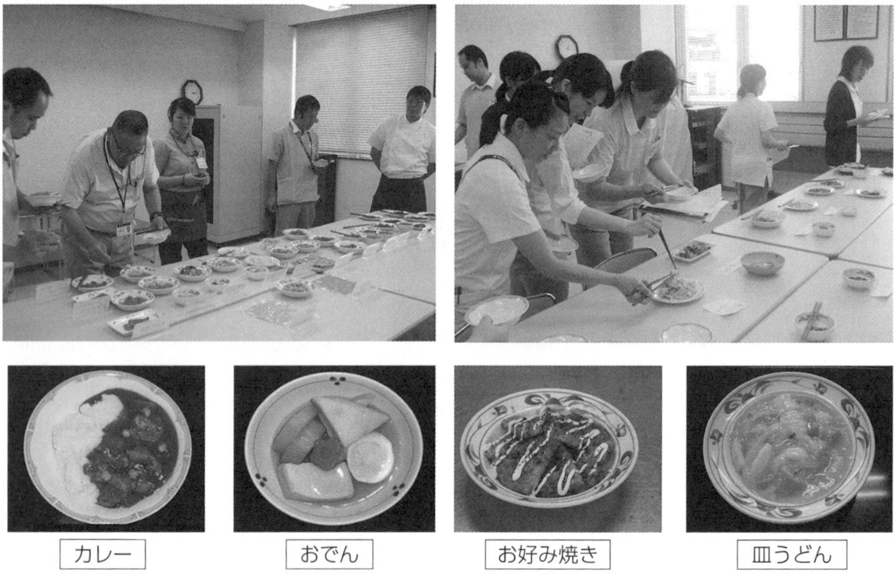

| カレー | おでん | お好み焼き | 皿うどん |

図2 嚥下食ワーキンググループ

　味・見た目・匂いなどを重視した嚥下食を実現するためにもさまざまな工夫を凝らしている．病棟ごとにパントリーキッチンを設け，料理の匂いや音，調理している様子も含めて，食事への気分を高める雰囲気づくりに努めている．当院では給食委託業者を含めた多職種による嚥下食ワーキンググループがあり，新メニューの開発や在宅指導用のレシピ集の作成など嚥下食の質向上を目指した活動を行っている（図2）．食材にもこだわり，冷凍食材は極力使わず，慣れ親しんだ地元の食材を可能な限り使用している．

地域連携の工夫

　脳卒中患者の多くは経過とともに摂食嚥下機能が改善するため，退院時に嚥下調整食が提供されている患者は全入院患者の1％程度と多くはない．しかし，このような患者は自宅や施設において適切な嚥下調整食の提供が不可欠である．嚥下調整食の地域連携のポイントは，①退院後の生活環境やサービス利用状況の把握，②調理担当者の調理能力や経済面の把握，③在宅ケアスタッフとの情報共有・情報交換，④具体的な栄養ケアプランへの落とし込み，などであると考える．

　嚥下食の調理指導を行う際は，家庭で手に入る食材・調理器具をなるべく使用する．食材は繊維を断つように切る，煮る・蒸す調理法を用いる，等の具体的な内容も伝達している．調理担当者が調理に慣れていない場合は，負担軽減のため配食サービスの利用を考慮する．配食サービス業者の嚥下調整食は物性の差が大きく，実際に患者に適した食事かどうかを専門職が評価することが望ましい．

おわりに

　嚥下調整食の学会分類と当院での現状についてまとめた．医科歯科連携に限らず，異なる分野間での連携には共通言語が必須である．栄養ケアを切れ目なく継続するために，嚥下調整食の内容を医科歯科双方のスタッフが理解し，伝え，つなげることが望まれる．

◆ 文　献

1) 植松　宏：歯科口腔の問題とケア．藤島一郎（編著）：よくわかる嚥下障害　改訂第2版．永井書店，pp126-140，2005
2) 大塚純子：嚥下食とレシピ．藤島一郎（監著）：嚥下障害ポケットマニュアル　第3版．医歯薬出版，pp222-231，2011
3) 金谷節子：嚥下食ピラミッド．江頭文江，他（編）：嚥下食ピラミッドによる嚥下食レシピ125．医歯薬出版，pp18-24，2007
4) 加藤哲子，他：山形県内の特別養護老人ホームにおける食事形態の実態調査．山形県立米沢女子短期大学紀要　47：59-68，2011
5) 日本摂食・嚥下リハビリテーション学会医療検討委員会：日本摂食・嚥下リハビリテーション学会嚥下調整食分類2013．日本摂食・嚥下リハビリテーション学会誌　17：255-267，2013

13 リハビリテーション栄養の基礎知識と実際

横浜市立大学附属市民総合医療センター，医師　若林秀隆

リハビリテーション栄養とは

　リハビリテーション栄養とは，栄養状態も含めて国際生活機能分類で評価を行ったうえで，障害者や高齢者の機能，活動，参加を最大限発揮できるような栄養管理を行うことである．スポーツ栄養のリハビリテーション版といえる．

　リハビリテーション栄養管理の主な内容は，低栄養や不適切な栄養管理下におけるリハビリテーションのリスク管理，リハビリテーションの時間と負荷が増加した状況での適切な栄養管理，筋力・持久力などの更なる改善の3つである．リハビリテーション栄養評価のポイントは表1の5項目である．

低栄養の評価と原因

　低栄養の評価には，主観的包括的評価（subjective global assessment：SGA）や簡易栄養状態評価法（mini nutritional assessment short form：MNA-SF）が有用である．これらで低栄養と判断した場合には，低栄養の原因を検討する．成人低栄養の原因は，急性疾患・損傷（急性炎症，侵襲），慢性疾患（慢性炎症，悪液質），社会生活環境（飢餓）の3つに分類される[1]．慢性の定義は，疾患が3カ月以上継続する場合である．

　侵襲とは，生体の内部環境の恒常性を乱す可能性がある刺激である．具体的には急性感染症（誤嚥性肺炎など），手術，外傷，骨折，熱傷など急性の炎症である．侵襲下の代謝

表1　リハ栄養評価のポイント

項　目	内　容
栄養障害	栄養障害を認めるか評価する．何が原因か評価する．
サルコペニア	サルコペニア（広義）を認めるか評価する．何が原因か評価する．
嚥下障害	摂食・嚥下障害を認めるか評価する．
予後予測	現在の栄養管理は適切か，今後の栄養状態はどうなりそうか判断する．
訓練内容判断	機能改善を目標としたリハビリテーションを実施できる栄養状態か評価する．

表2　悪液質の診断基準

以下の2つは必要条件
　・悪液質の原因疾患の存在
　・12カ月で5%以上の体重減少（もしくはBMI 20未満）
その上で以下の5つのうち3つ以上に該当する場合に診断
　①筋力低下
　②疲労
　③食思不振
　④除脂肪指数（筋肉量）の低下
　⑤検査値異常（CRP > 0.5mg/dL, Hb < 12.0g/dL, Alb < 3.2g/dL）

変化は，傷害期，異化期，同化期の3つの時期に分類される．傷害期では一時的に代謝が低下する．異化期では筋肉の蛋白質の分解が著明で，高度の侵襲では1日1kgの筋肉量が減少する．同化期では適切なリハ栄養で，筋肉量を増やすことができる．CRP 3mg/dL以下を同化期と考える目安がある．

悪液質とは，「多くの要因による症候群である．従来の栄養サポートでは十分な回復が難しい骨格筋減少の進行を認める．脂肪は喪失することもしないこともある．食思不振や代謝異常の併発で蛋白とエネルギーのバランスが負になることが，病態生理の特徴である[2]．」悪液質の原因疾患には，がん，慢性感染症（結核，エイズなど），膠原病（関節リウマチなど），慢性心不全，慢性腎不全，慢性呼吸不全，慢性肝不全などがある．悪液質の診断基準を表2に示す．悪液質では慢性炎症のため，CRP 0.3〜0.5mg/dL以上を認めることが多い．

飢餓とは，エネルギーや蛋白質の摂取量が，消費量と比較して不足して低栄養になっていることである．マラスムス，クワシオコール，マラスムス性クワシオコール（混合型）に分類される．

サルコペニアの評価と原因

サルコペニアは進行性，全身性に認める筋肉量減少と筋力低下であり，身体機能障害，QOL低下，死のリスクを伴う[3]．加齢のみが原因の場合を一次性サルコペニア，加齢以外（活動，栄養，疾患）が原因の場合を二次性サルコペニアと分類する（表3）．狭義では加齢による筋肉量減少，広義ではすべての原因による筋肉量減少，筋力低下および身体機能低下である．

サルコペニアの診断基準として，アジアのサルコペニアワーキンググループ（AWGS）は筋肉量減少を認め，筋力低下（握力：男性26kg未満，女性18kg未満）もしくは身体機能低下（歩行速度0.8m/s未満）を認めた場合としている[4]．AWGSの筋肉量減少のカットオフ値は，四肢骨格筋量÷身長（m）÷身長（m）がDEXAで男性7.0，女性5.4，BIAで男性7.0，女性5.7である．一方，下方らはBMI 18.5kg/m^{2}未満もしくは下腿周囲長30cm未満を筋肉量減少の目安としていて，臨床では簡便である[5]．

表3 サルコペニアの原因

・原発性サルコペニア
　　加齢の影響のみで，活動・栄養・疾患の影響はない
・二次性サルコペニア
　　活動によるサルコペニア：廃用性筋萎縮，無重力
　　栄養によるサルコペニア：飢餓，エネルギー摂取量不足
　　疾患によるサルコペニア
　　　侵襲：急性疾患・炎症（手術，外傷，熱傷，急性感染症など）
　　　悪液質：慢性疾患・炎症（癌，慢性心不全，慢性腎不全，慢性呼吸不全，慢性肝不全，膠原病，慢性感染症など）
　　　原疾患：筋萎縮性側索硬化症，多発性筋炎，甲状腺機能亢進症など

栄養状態の予後予測

　今後の栄養状態は，栄養も含めた全身状態と栄養管理の内容によって，改善，維持，悪化のいずれかと予測する．飢餓，高度の侵襲，終末期の悪液質で今後の栄養状態が悪化と予測される場合，筋肉量増加を目的としたレジスタンストレーニングや持久力増強運動は禁忌である．低栄養やサルコペニアの原因と予後によって，最適なリハビリテーション栄養介入は異なる．

サルコペニアに対するリハビリテーション栄養

　加齢の場合，レジスタンストレーニングと蛋白質・アミノ酸の摂取の併用が最も効果的である．活動の場合，不要な安静臥床や絶食を避けて，早期離床と早期経口摂取を実践することが最も重要である．

　栄養の場合，栄養改善を考慮した栄養管理が必要である．1日エネルギー消費量＝1日エネルギー摂取量の場合，現在の栄養状態を維持できても栄養改善は困難である．低栄養の改善を目指す場合，1日エネルギー必要量＝1日エネルギー消費量＋エネルギー蓄積量（1日200〜750kcal）とする．飢餓の場合，リハビリテーションは機能維持を目標に，離床や2〜3METsの日常生活活動の実施程度にとどめる．

　侵襲の場合，異化期では多くのエネルギーを投与しても，筋肉の蛋白質の分解を抑制できない．そのため，サルコペニアの悪化防止を目標とする．異化期の1日エネルギー投与量は，内因性エネルギーを考慮して15〜30kcal/kg程度を目安とする．同化期ではサルコペニアの改善を目標に，1日エネルギー必要量＝1日エネルギー消費量＋エネルギー蓄積量とする．

　悪液質の場合，栄養療法だけでなく運動療法，薬物療法を含めた包括的な対応が最も重要である．高蛋白質食（1.5g/kg/日）やn-3脂肪酸（エイコサペンタエン酸2〜3g/日），六君子湯の投与が有効という報告もある．運動には抗炎症作用があり，運動による抗炎症

作用で慢性疾患の炎症を改善できれば，食欲と栄養状態の改善を期待できる．

　神経筋疾患の場合，原疾患の進行による筋肉量・筋力低下は避けられないことが多い．ただし，原疾患による筋萎縮に活動と栄養（飢餓）によるサルコペニアを合併した場合，適切なリハビリテーション栄養管理でサルコペニアを一時的に改善できることがある．

リハビリテーション栄養の実践

　急性期病院では栄養サポートチーム（NST）に理学療法士，作業療法士，言語聴覚士，歯科衛生士が参加するのが実践しやすい．週に1～5回程度，NST回診を行っている病院が多い．一方，回復期リハビリテーション病院では，リハビリテーションカンファレンスに管理栄養士が必ず参加して，リハビリテーション栄養カンファレンスにするのが実践しやすい．病棟専従の職種が多いため，NSTという形を必ずしもとらなくてもよい．維持期の施設・在宅では，医科歯科にかかわらず2職種以上で「リハビリテーションからみた栄養」と「栄養からみたリハビリテーション」の両者を考えることが重要である．

◆ 文　献

1) White JV, et al：Characteristics recommended for the identification and documentation of adult malnutrition（undernutrition）. *JPEN J Parenter Enteral Nutr*　36：275-283, 2012
2) Evans WJ, et al：Cachexia：a new definition. *Clin Nutr*　27：793-799, 2008
3) Cruz-Jentoft AJ, et al：Sarcopenia：European consensus on definition and diagnosis：Report of the European Working Group on Sarcopenia in Older People. *Age Ageing*　39：412-423, 2010
4) Chen LK, et al：Sarcopenia in Asia：consensus report of the asian working group for sarcopenia. *J Am Med Dir Assoc*　15：95-101, 2014
5) 下方浩史，他：サルコペニア―研究の現状と未来への展望―1. 日常生活機能と骨格筋量，筋力との関連．日老医誌　49：195-198, 2012

14 検査値の読み方

坂総合病院, 医師　藤原　大

感　染

　高齢者は一般感染症に罹患しやすく，生理機能や臓器予備能の低下により，重症化をきたしやすい．どのような患者の，どの臓器に，どのような微生物が感染しており，その重症度を見積もることが重要である．高齢者に多い感染症としては，気道感染症，尿路感染症が挙げられるが，腸管感染症や皮膚感染症も見逃せない．検査値の把握や理解も重要であるが，臨床症状やバイタルサインを含めて，総合的に判断する必要がある．発熱などの一般症候がないこともあり，元気がない，食欲がない，いつもと様子が違う，などわずかなサインも見逃さないようにする．

1) CRP（C-reactive protein）（基準値：0.3mg/dL 以下）

　体内で炎症反応や組織破壊が起きている場合に出現する血中蛋白質である．組織障害によってサイトカイン分泌が亢進し，急性期反応蛋白産生を誘導することで上昇を示す．炎症性疾患で上昇し，病態改善後は速やかに低下するため，病態の診断・予後や治療効果の判定には役立つ．しかし，疾患特異性がないため，感染源の特定には寄与しない．

　細菌感染症では高度に上昇し，ウイルスや真菌感染症では上昇は軽度である．CRP は上昇までに 1〜2 日を要することもあり，感染症急性期では正常範囲内もしくは軽度上昇にとどまる場合もあるので注意が必要である（図1）．関節リウマチや血管炎などの膠原病，悪性腫瘍でも上昇する．

2) 白血球数（基準値：4,000〜10,000/μL）[1]

　免疫に関わる細胞であり，顆粒球（好中球・好酸球・好塩基球）と単核球（リンパ球・単球）に分けられる．白血球分画は百分率で表示されることがあるが，臨床的に重要なのは絶対数である．加齢に伴う増減はないものとされている．CRP 同様に，変動に疾患特異性はなく，感染源の特定には寄与しない．

　細菌感染症では白血球増加，特に好中球増加（7,000/μL 以上）を認めるが，高齢者の場合には正常範囲内の場合や減少を認める場合がある．特に，肺炎で白血球減少があると，予後不良と考えられる．ウイルス感染症では白血球数は正常範囲内のことが多く，分

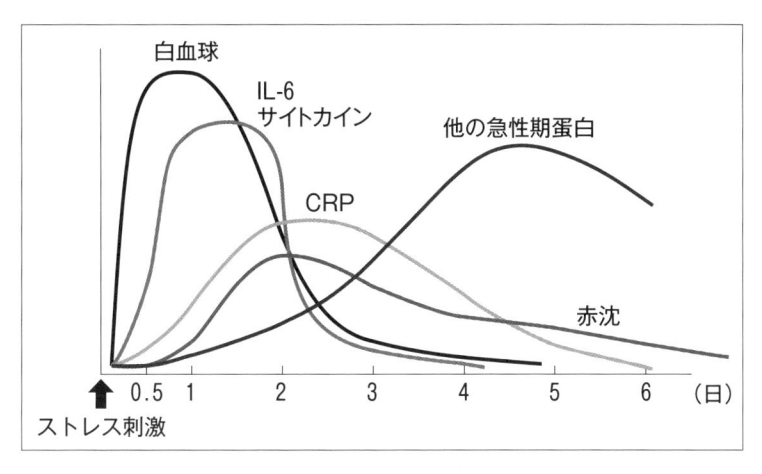

図1 ストレス刺激後のCRP，白血球，サイトカイン等の検査値の推移
〔参考〕山田俊幸：医学検査 45（5），1996，臨床検査データブック 2007-2008

画ではリンパ球増加（3,000/μL）をきたすことがある．

脱　水[2,3)]

　脱水とは体液が相当量欠乏している状態であり，水とナトリウムのどちらが優位に減少しているかによって水欠乏型（高張性脱水），ナトリウム欠乏型（低張性脱水）に分類される．両者が合併した混合型脱水が一般的であるが，いずれが優位かを鑑別することは，治療上重要である．

　脱水を検査値のみから判断することは難しく，身体所見と合わせて総合的に判断する．参考になる身体所見は，意識レベル低下，皮膚・粘膜の乾燥，血圧低下，脈拍上昇である．病態（排泄過多，摂取不足）を推測するために病歴聴取も重要となる．

　検査値としては，血清ナトリウム（Na）濃度，血清浸透圧，尿素窒素/クレアチニン（BUN/Cr）比，血清総蛋白（TP），ヘマトクリット（Hct）が参考になる．

　脱水が疑われ血清 Na 濃度が上昇している場合には，高張性脱水であり，細胞内液量の減少が著明である．血清浸透圧・TP・Hct 上昇，BUN/Cr 比上昇（10 以上）を伴うことが多い．経口摂取不良や激しい発汗などが原因となり，発熱患者，意識障害患者，高齢者に起こりやすい．血清浸透圧上昇により口渇感が強く出現する．

　脱水が疑われ血清 Na 濃度が正常または低下している場合には，それぞれ等張性脱水，低張性脱水であり，細胞外液量の減少が主体となる．血清浸透圧は正常または低下，TP・Hct・BUN/Cr 比は正常なことが多い．Na 喪失（嘔吐・下痢）や Na 摂取不足（発汗後に水分のみ摂取）が原因となる．水分が細胞内に移動するため細胞内溢水となり，頭痛，嘔吐，けいれん，意識障害を呈する．

　尿中 Na 濃度は，Na 欠乏の動態を把握するうえで参考になる．尿中 Na < 10Meq/L の

ときは，嘔吐・下痢などの腎外性排泄の増加や摂取不足が示唆される．尿中 Na ＞ 20Meq/L のときは，塩類喪失性腎症，副腎皮質機能低下，利尿剤過剰，糖尿病性昏睡など，腎性排泄の増加が示唆される．

低栄養

米国栄養士会と米国静脈経腸栄養学会の成人低栄養を判断するためのコンセンサス論文においては，以下の6項目のうち2項目以上に該当する場合を低栄養の診断として推奨している[4]．

- Insufficient energy intake（エネルギー摂取不十分）
- Weight loss（体重減少）
- Loss of subcutaneous fat（皮下脂肪減少）
- Loss of muscle mass（筋肉量減少）
- Localized or generalized fluid accumulation that may sometimes mask weight loss（浮腫）
- Diminished functional status as measured by handgrip strength（握力測定による機能低下）

上記の6項目に検査データは含まれていない．検査値は入手しやすいため，モニタリングに使用される．しかし，検査値のみにとらわれず，身体組成・機能・状況の経時的な観察と計測が重要である．

1. 身体計測

1）体重指数（BMI：body mass index）

［BMI：体重(kg)/〔身長(m)〕^{2}］＝ 22 が標準体重の基準となる．BMI ＜ 18.5 を低体重，BMI ＞ 25 を肥満と判断する．

2）基準体重比（％ IBW：ideal body weight）

［IBW(kg) ＝〔身長(m)〕^{2} × 22］　［IBW(％) ＝ 現体重(kg)/IBW kg × 100］：90％以上が正常，80 〜 90％が軽度栄養不良，70 〜 80％が中等度栄養不良，70％以下が高度栄養不良を示す．

3）体重減少率（％ LBW：loss of body weight）

［LBW(％) ＝〔現体重(kg) － 健常時体重(kg)〕× 100/健常時体重(kg)］：1週間で1〜2％，1カ月で5％，3カ月で7.5％，6カ月で10％が有意な体重減少である．

4）上腕周囲長（AC：arm circumference）

21cm 以下では低栄養を考える．筋量を計算するうえでの基準値になる．

5）下腿周囲長（CC：calf circumference）

31cm 以下は低栄養を考える．体重との相関や日常生活動作能力との相関が高いといわ

2. 検査値

1) 血清アルブミン（ALB）（基準値：3.8〜5.3g/dL以上）

血漿蛋白の約60％を占め，体内の蛋白濃度を反映する．減期が20日前後と長く，変動も急激でないため，静的栄養アセスメントとして有用だが，短期間での栄養状態変化には向かない．一方，脱水や炎症によって変動するため，栄養指標としての使用が難しい側面もある．3.0〜3.5g/dLを軽度栄養障害，2.6〜3.0g/dLを中等度栄養障害，2.5g/dL以下を重度栄養障害と考える．3.0g/dL以下の場合は，詳細な栄養アセスメントを行うことを考慮する．

2) 総リンパ球数（TLC）（基準値：2,000/mm^{3}以上）

蛋白エネルギー栄養不良の場合に低下し，免疫能低下を反映する．感染症などにより変動するため，栄養指標としての評価には注意が必要である．1,200〜2,000/mm^{3}を軽度栄養障害，800〜1,200/mm^{3}を中等度栄養障害，800mm^{3}以下を重度栄養障害と考える．

3) ヘモグロビン（Hb）（基準値：男性13〜17g/dL，女性11〜16g/dL以上）

赤血球中の蛋白質で，体内の酸素運搬を担う．低栄養により低下し，息切れや倦怠感をきたす．出血や炎症・脱水などにより変動するため注意が必要である．10g/dL以下は中等度以上の栄養障害と考える．

4) 総コレステロール（Tchol）（基準値：120〜219mg/dL）

低栄養により合成が低下する．低ALB血症があると，血清浸透圧維持のために逆に増加することがあるため注意が必要である．甲状腺疾患や肝疾患でも低値を示す．明確な基準はないが，120mg/dL以下は栄養障害の可能性を考える．

5) 窒素バランス（NB: nitrogen balance）＝窒素摂取量－窒素排泄量

窒素摂取量（g/day）＝蛋白質・アミノ酸摂取量（g/day）÷6.25
窒素排泄量（g/day）＝蓄尿（dl/day）×尿中尿素窒素（g/dL）×1.25

窒素は蛋白質のみに含まれるため，窒素の検査は蛋白質の代謝動態を示す．窒素バランスが正なら蛋白同化状態，負なら蛋白異化状態と判定する．正の場合には積極的な運動療法実施が可能だが，負の場合には運動療法によりむしろ筋肉量が減少する可能性がある．

筋肉量

サルコペニアの診断のためには，筋肉量の測定が必要である．筋肉量測定方法は複数あり，EWGSOPのコンセンサス論文では，CTやMRIによる測定がゴールドスタンダードとされており，続いてDEXA法（二重X線吸収測定法）やBIA法（生体インピーダンス解析法）が推奨されている[5]．身体計測による測定は誤差が生じやすいため，日常診療でサルコペニアの診断に使用することは推奨されていない．

利き手でない上腕で計測

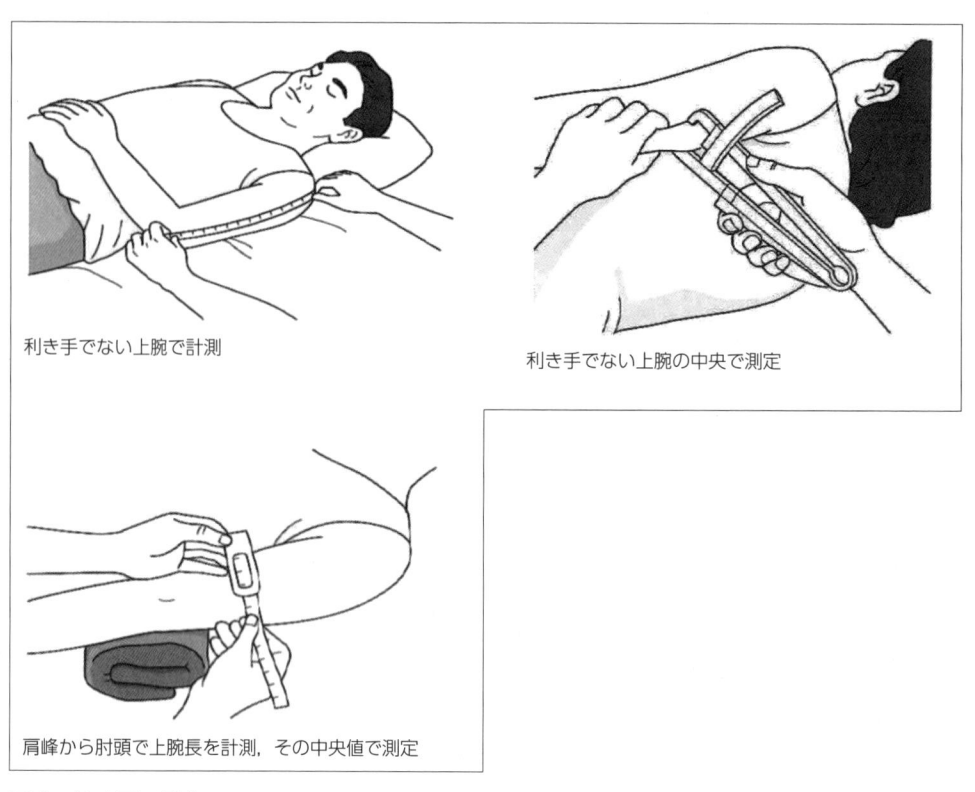

利き手でない上腕の中央で測定

肩峰から肘頭で上腕長を計測，その中央値で測定

図2　筋肉量の測定

　しかし，日常診療で必ずしも機械での測定が可能な条件が揃うわけではない．身体計測に歩行速度や握力などの測定を併用することで，サルコペニアの存在は疑うことができる[6]（図2）．

1）上腕筋囲（AMC：midupper arm muscle circumference）

$[AMC(cm) = AC - 3.14 \times TSF(cm)]$

2）上腕筋面積（AMA：midupper arm muscle area）

$[AMA(cm^2) = AMC \times AMC/4 \times 3.14(cm^2)]$

　AMCとAMAは，全身の筋肉量の目安となる．日本人の基準値はJARD2001にまとめられており，計測値を各年齢の基準値に対する％値で評価する．％AMCと％AMAが，90～110％は標準，80～90％は軽度栄養障害，60～80％は中等度栄養障害，60％以下は重度栄養障害である[7]．

　DEXA法やBIA法による筋量測定の基準については，アジア人でのサルコペニア診断基準を示したコンセンサス論文が参考になる[8]．歩行速度と握力でスクリーニングしており，カットオフ値は歩行速度0.8m/s，握力男性26kg，女性18kgである．筋肉量のカットオフ値（四肢骨格筋量を身長で2回割った値）は，DEXA法で男性$7.0kg/m^2$，女性$5.4kg/m^2$，BIA法で男性$7.0kg/m^2$，女性$5.7kg/m^2$としている．

◆ 文　献
1) 橋本信也, 他：最新　臨床検査の ABC. 日本医師会, pp58-60, 2007
2) 鈴木穂孝, 他：脱水症. 高久史麿（監）：外来診療のすべて　第3版. メジカルビュー社, pp58-59, 2003
3) 樋代真一, 他：脱水. 臨床透析　**24**：802-804, 2008
4) White JV, et al：Characteristics recommended for the identification and documentation of adult malnutrition（undernutrition）. *JPEN J Parenter Enteral Nutr*　**36**：275-283, 2012
5) Cruz-Jentoft AJ, et al：Sarcopenia：European consensus on definition and diagnosis：Report of the European Working Group on Sarcopenia in Older People. *Age Ageing*　**39**：412–423, 2010
6) 若林秀隆：PT・OT・ST のためのリハビリテーション栄養　栄養ケアがリハを変える. 医歯薬出版, pp29-42, 2010
7) 細谷憲政, 他：日本人の新身体計測基準値 JARD2001. 栄養評価と治療　**19**：46-81, 2002
8) Chen LK, et al：Sarcopenia in Asia：consensus report of the asian working group for sarcopenia. *J Am Med Dir Assoc*　**15**：95-101, 2014

第 **3** 章

医科歯科連携の
現状と展望

第3章 医科歯科連携の現状と展望

1 医科歯科連携の基本的な考え方

長崎リハビリテーション病院，医師　栗原正紀

はじめに

　医科と歯科は同じ医療の範疇にあっても，互いに大きな距離感が存在してきたようである．医科は歯科の専門領域に関しては，まったく学んでいない．一方，歯科にとっては，医科は垣根が高い世界であるように捉えられているのが実情ではないだろうか．

　ところが，急速に高齢化が進み，地域医療の主たる対象者が高齢者となり，高齢障害者が増加するに至り，疾病構造が大きく変化してきた．そして「従来の医師と看護師が主として提供してきた臓器別疾病治療のみでは，多病的で易廃用性の高齢者は寝たきりになってしまう」という重大な問題が浮き彫りになってきた．そのために，これからの地域医療は"「病を治す・命を助ける」だけでなく，その後の生活までも視野に入れ，総じて「安心した地域生活を支える」ことを最終目標として提供される"ように整備されていくことが重要となる．しかも，その前提として，多くの専門職の連携・協働（チーム医療）が基盤となることが求められる．そこには，歯科もまたチームの一員として，"食べられる口づくり（口腔機能が再建・維持・向上）"を積極的に担うことが期待されているのである．まさに今が"大きな転換期"である．

　生活を視野に入れた医療を展開するためには，医師・歯科医師を含め関わる専門職が，「疾病の治療のみならず，疾病によって起こる心身機能や活動性の障害そして社会的不利益について理解し，積極的に改善を図り，生活につなげていこう」とする視点をもっていることが大切であり，リハビリテーションの考え方が幅広く普及することが期待される．

　昨今，口から食べることを支援することの大切さから，特に回復期リハビリテーション病棟を開設する医療機関や施設に近隣の歯科医師や歯科衛生士が訪問歯科診療で関わったり，また歯科医師が勤務していない医療機関などに歯科衛生士が雇用されチームの一員として口腔ケアに関わるなど，現場のニーズによって医科歯科連携のケースが徐々に増えてきているようである．このように救急医療から在宅支援に至るまでより幅広く，医科・歯科の垣根を越えて連携・協働し，"安心して口から食べる"ことを支援する機会や場が増えることを期待する．

1. 医科歯科連携の基本的な考え方

そこで本稿では今求められる医科歯科連携・協働の基本的な考え方について，リハビリテーションの観点から私的見解を交え，整理する．

連携の重要な要件

本来，医科歯科連携を展開するに際して，互いに確認すべきは，①"安心して口から食べられる"ことを共通目標として協働（チームとして関わる）することであり，このために，②㋐互いを知り，㋑互いに理解できる共通言語をもつこと，㋒互いに他専門職を尊重すること，㋓信頼関係を構築するなどの努力をすること，③情報交換とカンファレンスを大切にすること，④地域生活に至るまで継続的に支援すること，⑤チームを大切に，質の向上を目指すことなどが挙げられる．

1. 連携の本質を共有する

共に生活を支える地域医療を目指すという共通の価値感を大切にし，包括的に口から食べる支援を行うチームづくりに尽力することが重要である．

（なおここでいう"包括的"の意味することは，「単に口だけに関わっていても目的は達せられない」ことを強調するために用いている．口だけに注目し，寝たきりをつくっていけないことの警告である）．

2. 互いの努力が大切；互いを知る，共通言語をもつ，他専門職を尊重，そして信頼関係の構築

医科も，歯科も，それぞれ身近な専門職（例えば，歯科領域では歯科医師，歯科衛生士そして歯科技工士，医科では医師と看護師）のことはパートナーとして認識していても，他の医療関連専門職（特に，医科にとっての歯科医師，歯科衛生士，歯科技工士，あるいは歯科にとっての理学療法士，作業療法士，言語聴覚士，社会福祉士，管理栄養士などはなおさらである）のことは残念ながら「何を担う専門職なのか？」さえわからないのが普通である．そのために，チームとして多職種が協働する場合には，構成するそれぞれの専門職種が互いにどのような知識・技術をもち，どのような役割を担うのかを知ることが前提となる．それには，さまざまな機会を利用したり，つくることで，語り合い，そして互いに使用する専門用語を理解し，可能な限り共通言語を用いることで，互いの理解を容易にし，信頼関係を構築できるように努力することが必要である．

3. 情報交換，カンファレンスを重視

チームの統一した目標に対して，それぞれの専門職が評価し，評価に基づいて計画を立て，対処（訓練）する．そしてさらなる評価・対処内容の修正などを行いながら関わっていく．その際，きめの細かい情報交換を行うとともに，議論を盛んにする場としてのカン

ファレンスを重視することが肝要である．医科も，歯科も互いに時間調整をうまく行い，この2点を大切にする努力が必要である．

4. 継続性の担保

障害高齢者等が，いつまでも"安心して口から食べられる"ためには，改善した口腔機能をさらに維持・向上させるための継続的関わりが大切である．このためには医療・介護の連携，かかりつけ歯科医師との連携など種々の工夫が求められる．

5. 質の向上を目指す

「チームの質」は構成する専門職が知識・技術の向上を目指す心構えがあって初めて担保される．医科・歯科共に切磋琢磨できるような研修会の開催などが期待される．

医科歯科連携に必要な口腔機能の整理

1. 口腔機能に対する理解

口腔には，①呼吸，②（咀嚼）摂食・嚥下，③構音という3つの重要な機能が存在し，かつそれぞれの機能が影響し合っている．例えば，呼吸機能が悪いと，食事量も少なくなるし，また大きな声を息長く出すことができない（頻回に息つきが必要なため）．あるいは飲み込みが悪い人は声音が悪い（湿性の声になる）．口唇や舌を傷つけると，食物が口からこぼれて食べにくいし，また口唇音（パ行）や舌音（ラ行）が出しにくい等々．よって「安心して口から食べられる」（摂食・嚥下機能が正常）ということは呼吸も，また構音（声の高さや音色）にも問題がないということを意味する．つまり，口腔機能の低下は上記3つの機能の低下を意味するものであり，それぞれの機能の改善ではなく，包括的に口腔機能の改善を図るという視点が重要となる（「安心して口から食べる」訓練のために

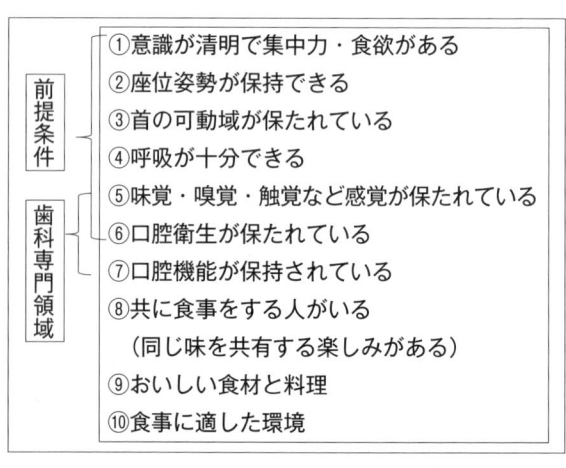

前提条件	①意識が清明で集中力・食欲がある
	②座位姿勢が保持できる
	③首の可動域が保たれている
	④呼吸が十分できる
歯科専門領域	⑤味覚・嗅覚・触覚など感覚が保たれている
	⑥口腔衛生が保たれている
	⑦口腔機能が保持されている
	⑧共に食事をする人がいる（同じ味を共有する楽しみがある）
	⑨おいしい食材と料理
	⑩食事に適した環境

図1 安心して，おいしく口から食べるためのポイント

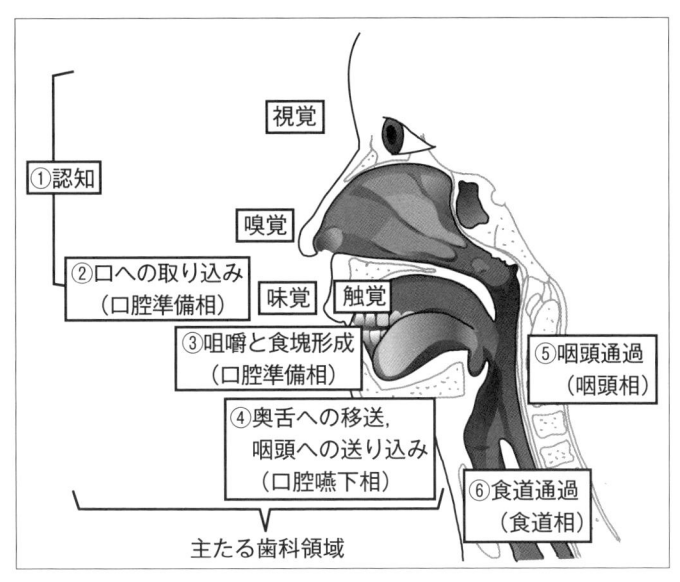

図2 摂食・嚥下のプロセス

は摂食・嚥下訓練のみならず，呼吸訓練，発声訓練などが必要）．

2. 安心して美味しく食べるための条件整理（図1）

"口から食べることが，安心・安全である"ためには，①意識が清明で，食欲があり，かつ集中力が必要である．また，②人は寝たまま食べることはない．重力負荷に耐えられる体幹筋力が必要であり，座位保持が可能でなければならないとともに，③首の可動性が確保され，飲み込むときに前屈位がとれることが大切である．さらに④呼吸がしっかりしていること，それに⑤味覚・嗅覚・触覚などが確保され，かつ⑥口腔衛生が保たれていることが，"口から食べる"ための重要な前提となる．これらを前提として，⑦口腔機能に問題がないとき，人は安心しておいしく口から食べることができる．その他，食事には㋐個人の嗜好，㋑地域の食文化，㋒慣れ親しんだ家庭の味，㋓食事のときの環境（誰と食事をするかも含め），㋔旬の食材，㋕食物の見た目，香り，味，食感，のどごしなど多くの要素が加わることで，感じるおいしさも異なってくる．

"安心して安全な食物を口から食べることで心身共に満たされ，かつ栄養が管理される"ことが「食」の基本であろう．

以下，口から食べる動作（口腔機能）について整理する（参考：藤島一郎氏 著「脳卒中の摂食・嚥下障害 第2版」医歯薬出版，1998）（図2）．

口から食べるときの食物の流れによって摂食・嚥下の動作は以下のように分類される．

①食べる物の認識・認知：見た目，臭い（香り）などにより，過去に食べたことのある記憶との照らし合わせが起こる．そのことで自律神経系は刺激される．食べたことのない物は口にすることを躊躇する．また，見た目にグロテスクなものは食べる気を起こさないであろう．

②口への取り込み（捕食）（口腔準備相）：箸やスプーンを用いて食物や水分を口の中に取り込む．この際，口唇や前歯を使っての捕食，口唇閉鎖，そして口の開・閉のための下顎運動などが必要である．

③咀嚼と食塊形成（口腔準備相）：食物を取り込んだ後，基本的には口唇が閉鎖した状態で舌と歯によって唾液と混ぜながら咀嚼していく．そして口蓋と舌の間で押しつぶしたりして飲み込みやすい状態にする．

④奥舌への移送，咽頭への送り込み（口腔嚥下相）：食塊は舌の動きによって奥舌へ移動し，その後，舌根と軟口蓋の間を通過して咽頭部に送り込まれる．このときの送り出す力は，舌が挙上して硬口蓋に食塊を押しつけることで生み出されている．

⑤咽頭通過（咽頭相）：咽頭部に送り込まれた食塊は嚥下反射によって一瞬のうちに食道へ送り込まれる．食塊が咽頭部を通過するときに重要なことは，㋐口が閉鎖していること，㋑喉頭蓋が気管を閉鎖している（つまり呼吸がこのとき停止している）こと，㋒口から鼻に通じる鼻咽頭が閉鎖していること，そして㋓上食道括約筋が開くことで，次の食道通過が起こる．

⑥食道通過（食道相）：食塊が食道に入ると上食道括約筋が閉鎖し，食道の蠕動運動によって開いた下食道括約筋を通過して胃に運ばれ，下食道括約筋が閉鎖することで逆流が起こらなくなる．

> これらのプロセスを考慮すると，上記②，③の口腔準備相と④の口腔嚥下相は歯科が"食べられる口の再建"に関わるとき，特に重要な領域と捉えることができる．まさに総義歯は非常に重要な食べるための装具であることがこのことからも明らかである．総義歯の製作・調整，そしてその後の管理はますます重要となってくるであろう．

おわりに

一般的に脳卒中患者が救急病院に搬送されたら，救急室では，まず心肺機能の管理を行うが，このときに総義歯は外してしまう．そして入院治療中には口腔に関心は払われず放置され，簡単な口腔ケアのために口腔衛生環境は悪化していたのが実情である．そして急性期治療が終了し，回復期リハビリテーション病棟に移ったころ，やっと総義歯の不適合が問題となる．不適合の理由は，①1週間以上外していたために起こった歯肉等の廃用性萎縮と，②麻痺による咬合のずれなどが要因となる．

これからの医科歯科連携の下では，急性（救急）期病院でも総義歯を可能な限り早く装着させ，例え（経鼻）経管栄養であったとしても，口腔ケアによって口腔内衛生もしっかり担保されるようになるであろう（急性期で，嚥下内視鏡や嚥下造影などの検査をしたり，時間をかけて何とか口から食べさせようと努力することよりも，これらは大切なことと考える）．一方，回復期においては安心して口から食べられるように種々の改善策を図

る（嚥下造影や嚥下内視鏡検査などを行うことが大切）が，その際，総義歯は早い時期から使用することが大切であり，咬合のずれは麻痺の改善に伴って変化する可能性があるため，このことを十分考慮したうえで，不適合の総義歯の調整を行うことが大切である．そして障害の改善がプラトーに達し，生活期に向かうころにはリンゴやたくあん，アワビが噛め，スルメが食べられるような総義歯が調整・完成され，その後も定期的に管理されるようなシステムづくりを期待する．

◆ 文　献

1) 藤島一郎：脳卒中の摂食・嚥下障害　第2版．医歯薬出版，1998
2) 舘村　卓：摂食・嚥下障害のキュアとケア．医歯薬出版，2009
3) 栗原正紀：救急車とリハビリテーション．荘道社，1999
4) 栗原正紀：続・救急車とリハビリテーション．荘道社，2008

第3章 医科歯科連携の現状と展望

2 病院チーム医療における医科歯科連携構築の現状と展望：チームゆふ

大分岡病院，医師　森　照明　　大分東部病院，言語聴覚士　森　淳一

はじめに

　高齢者が介護の必要な状態になると，嚥下機能や認知機能，ADLが低下し，不活発な生活へと陥りやすくなる．結果として，口腔内は汚れやすくなり，口腔機能や味覚の低下，薬物の影響による口腔乾燥なども加わり，食欲が減退する．口腔は，食べる・話す・呼吸するなど生命活動を助け，さらに審美性との関連からも非常に重要な器官である．在宅歯科医療に携わる歯科医は増加し，その在宅での連携が深まるにつれ，急性期や回復期での医科歯科連携の重要性の認識が高まり，その成果が発表され注目されるようになった．

　湯布院厚生年金病院（2014年4月から地域医療機能推進機構 湯布院病院）は内科，整形外科，リハビリテーション科および循環器科からなる病床数291のリハビリテーション中核病院である．リハビリテーション目的で入院してきた患者が，さまざまな歯科領域の問題を抱えている場合も多く，これまで町内の歯科医院に依頼し対応してきた．しかし，歯科医師も自らの診療の傍ら限られた時間を調整していたこともあり，依頼から訪問まで時間がかかることや，訪問時に訓練や入浴中で診療ができないことも少なくなかった．また，食事などのADLを通して歯科医のリハビリテーションチームの一員としての介入が求められている中にあって，必要な連携がとれていたとは言い難い状況であった．このような課題の解決に向け，2010年度より歯科衛生士がリハビリテーション部に配属となり，歯科医との橋渡しの役目や口腔ケアの実践とスタッフへの啓発および技術指導を担うこととなり，医科と歯科の医療連携の取り組みが始まったのである．

　ここでは，連携の現状と食べられる口づくりに向けたチームの重要性について言及する．

表1 歯科衛生士の業務

1. 口腔衛生や機能に関する評価・アセスメント
   ① 口腔内を観察し，問題があれば主治医と調整したうえで，歯科医への訪問歯科診療依頼
   ② 登録歯科との情報交換と情報共有，リハビリテーションチームとの情報の橋渡しおよび患者・家族との調整
   ③ 訪問歯科診療のスケジュール調整
2. 患者・家族に対する口腔ケア技術の助言・指導
3. 職員に対する口腔ケアに関する助言・指導
4. 医師の指示による口腔ケアの実施

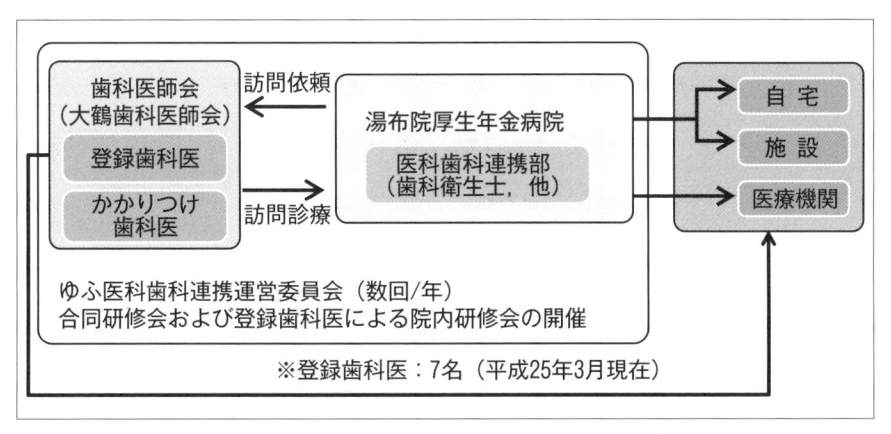

図1 ゆふ医科歯科連携システムのイメージ

歯科衛生士業務の整理

　歯科衛生士がリハビリテーションチームの一員としての業務展開が求められる中で，当初はその所属部署なども手探りであった．所属は理学療法士，作業療法士，言語聴覚士らの多職種が集うリハビリテーション部とし，特に言語聴覚士との協働を模索することとした．口腔ケアの具体的な成果などを周知させ，何より入院中の患者を通した成果を多職種が実感する中で，徐々にリハビリテーションチームの一員としてその役割が定着してきた．しかし，その役割を果たすにしても，歯科衛生士1名での対応には限界があるため，患者・家族だけでなくスタッフへの技術指導や啓発が不可欠となる．当院での歯科衛生士の基本業務を表1に示す．

ゆふ医科歯科連携システムの構築

　歯科衛生士のリハビリテーションチームへの加入を契機に，地元の歯科医師会（大鶴歯科医師会）との準備委員会にて「ゆふ医科歯科連携実施要綱」を策定したうえで，歯科医師会の中から希望する登録医を募り，2011年4月，調印式にて覚書を交わし，ゆふ医科歯科連携システムがスタートした（図1）．これにより，入院患者の口腔疾患の改善や口

表2 医科歯科連携の基本方針

1. 医科と歯科の連携により，入院患者の口腔疾患の改善，口腔ケアの啓発と徹底，誤嚥性肺炎および窒息事故等の発生を防止し，その後の医療を円滑に行うことに貢献する
2. 摂食・嚥下障害や口臭などに対する専門的な医療対応を，当院の医師や他のスタッフの協力を得て行い，患者のQOLに貢献する
3. 医科と歯科が在宅医療チームとして連携し，口腔ケア，摂食・嚥下リハビリテーション，在宅栄養管理に取り組み，患者の生活機能向上を目指す
4. 医科歯科連携を前提とした顔の見える，地域福祉に根ざしたネットワークを構築し，地域リハビリテーションや介護予防を推進する

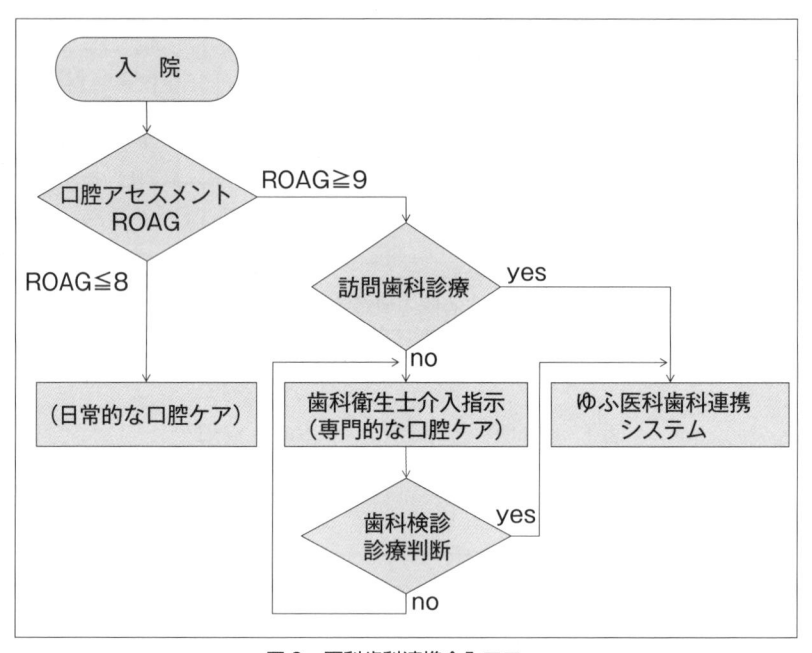

図2 医科歯科連携介入フロー

腔ケアの啓発と徹底および誤嚥性肺炎発生を防止し，その後の医療を円滑に行うことに貢献することになった．そして，基本方針を表2のごとくとし，地域福祉に根ざした水平的なネットワークを構築，地域リハビリテーションや介護予防を推進する基盤ができたのである．

訪問歯科診療の実際

入院時の合同評価とリハビリテーションのオリエンテーションの際，入院中に歯科受診ができることや口腔ケアの啓発に関する説明を行う．歯科受診の希望者や歯科介入の必要性が主治医のもと確認された場合，本人および家族に説明（歯科治療同意書）したうえで，歯科診療願書にて依頼する．その後，登録歯科から訪問時間などの連絡により，訪問日の患者のスケジュール調整を歯科衛生士が中心となり行う．歯科診療や歯科衛生士介入

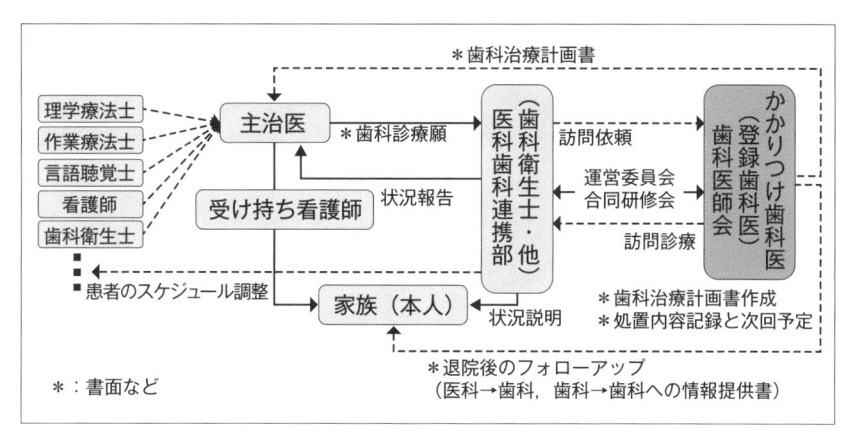

図3 具体的な連携イメージ

については，初回評価時にROAG（Revised Oral Assessment Guide）を施行し，この結果をもとに主治医の判断にて指示される．入院からの基本的な流れを図2に示す．重要なことは，本人や病棟スタッフが行う日常的な口腔ケア，歯科衛生士が行う専門的な口腔ケアおよび歯科介入の判断が適切に行われ，これらが滞ることなく循環することである．すなわち，ADLにおける整容動作の1つとして，本人による日常的な口腔ケアの自立を指向することが肝要となる．

訪問歯科診療は，初診時に歯科治療計画書を歯科医師が作成し，その後の処置内容や治療費の概算および次回の予定などが記録され，これらが患者およびリハビリテーションチームに周知される．また，登録歯科医と当院関係者との定期的な「ゆふ医科歯科運営委員会」を開催し，連携の課題や歯科治療に関する問題などが取り上げられ，対応策などが議論される．また，合同研修会を頻回に開催し，多職種が口腔領域に関する共通の認識を深めていくように努めている（図3）．

医科歯科連携の効果

本システム構築により入院患者の歯科ニーズにいち早く応えることができるようになっただけでなく，歯科の視点が加わることできめ細かいリハビリテーションサービスが提供できるようになった．訪問歯科診療件数はシステム構築後に約4～5倍の月100件程度に増加し，何より関係職種の口腔領域への関心が深まり，食べること話すことを通した生活機能向上の視点などスタッフの資質向上につながっている．また，咬合と摂食・嚥下機能，栄養摂取レベル，身体バランスやADLあるいはQOLへの影響などに関する歯科との共同の研究も進み，リハビリテーションサービスの質の底上げになっている．このような成果を生むには，まずは歯科衛生士による情報の橋渡しが必須である．図4の連携イメージと情報の流れが定着することにより，結果としてチーム力の向上につながることは言うまでもない．

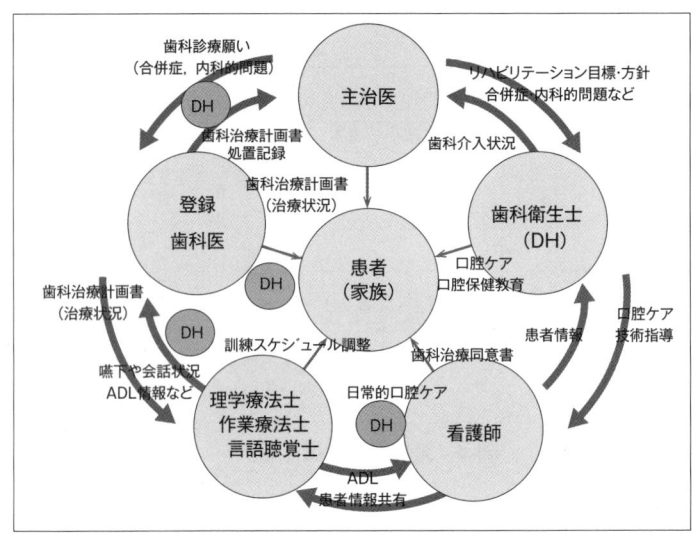

図4 具体的連携イメージ

チームゆふ：歯科介入の特徴

　ゆふ医科歯科連携の登録歯科の基本スタンスは，患者の歯科治療の完結ではなく，リハビリテーションがスムーズに進むことを目的とした診療である．「食べられる口づくり」を通して生活機能を向上させることを優先し，食事場面などの生活をみることである．そして，多職種との情報共有により，結果として歯科医がチームの一員であることは必然となったのである．

医科歯科連携構築の今後の展望

　大分県では最初に筆者が湯布院で地元歯科医師会（大鶴歯科医師会）と，ゆふ医科歯科連携を締結し効果を上げ，医療の質向上に大きく貢献したと高く評価された．その後，連携は大分市内の井野辺病院，そして現在われわれが勤務している社会医療法人敬和会と拡大発展している．今後は回復期リハビリテーション病棟のみならず，介護施設や在宅診療においてもその必要度は増すものと思われる．

◆ 文　献
1) 口腔機能向上についての研究班：口腔機能向上マニュアル．厚生労働省，2006
2) 角　保徳，他：口腔ケア介入による高齢者の全身状態の維持・改善効果に関する研究．平成19年度8020公募研究報告書，pp54-56，2008
3) 栗原正紀：口のリハビリテーションのすすめ．湯布院厚生年金病院院内研修会資料，2010
4) 大久保満男：生活の医療，歯科医師会からの提言　第一巻．中央公論社，2012

第3章　医科歯科連携の現状と展望

3 歯科診療所からみた医科歯科連携の現状と展望

青柳歯科医院，歯科医師　青柳公夫

医療・介護のサービス提供体制

医療・介護のサービス提供体制の将来予測では，入院患者が減少する代わりに，介護サービスの利用者数が大きく増加するという．2012（平成24）年における病床数は109万床であるが，2025（平成37）年の供給予想では，病床数は103万床となり減少する．一方で，在宅患者が増加し，入院患者の介護への移行もあり，介護保険の利用者が1.5倍に増えると予想されている（表1）．

肺炎と口腔ケア

2012年の死因順位別にみると，第1位は悪性新生物，第2位は心疾患，第3位は肺炎，第4位は脳血管疾患となっている．肺炎は，2011年には脳血管疾患に代わり第3位となり，2012年も第3位で全死亡者に占める割合が9.9%となっている．

死亡原因の第3位にまで増えた肺炎であるが，米山らの研究[1]により，専門的口腔ケアを行うと肺炎による死亡者が半分以下になることが示された（図1）．専門的口腔ケアが誤嚥性肺炎の予防に有効であることが示されたことで，病院や施設における要介護高齢者の

表1　医療・介護のサービス提供体制の将来予測

		平成24（2012）年度		平成37（2025）年度
【医療】	病床数，平均在院日数	109万床，19〜20日程度	【高度急性期】	22万床 15〜16日程度
			【一般急性期】	46万床 9日程度
			【亜急性期等】	35万床 60日程度
	在宅医療等（1日当たり）	17万人分		29万人分
【介護】	利用者数	452万人		657万人（1.5倍）
				・介護予防・重度化予防により全体として3%減
				・入院の減少（介護への移行）：14万人増

（厚労省：在宅医療・介護推進プロジェクトチーム資料より改変[2]）

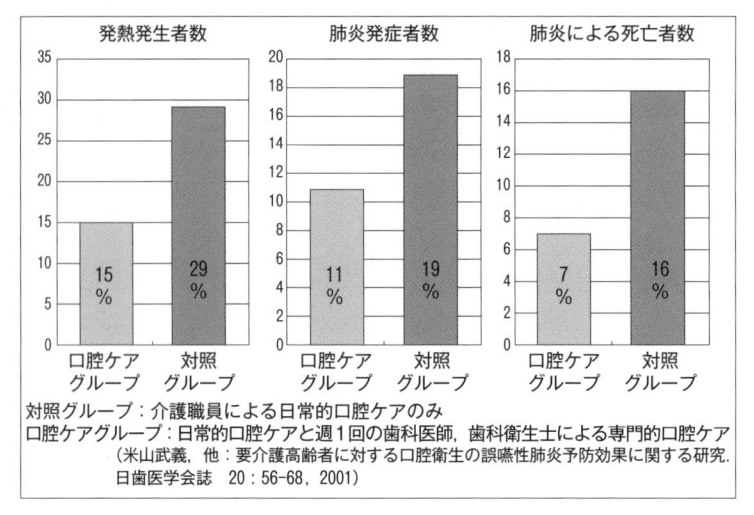

図1 専門的口腔ケアの効果(日本歯科医師会作成図より引用)

口腔ケアが普及することとなった．ただし，歯科衛生士による専門的口腔ケアは，歯科衛生士の数が不足していることもあり，十分に行われているとはいえないのが現状である．

医科歯科連携の問題点

医科歯科連携，特に病院と歯科診療所の連携を進めるうえでの問題点を列挙してみると，次のようなことが挙げられる．

1. 病院サイドの問題点

入院患者は，口腔のことは放置され，口腔内は汚れたままになっている．特に，急性期病院に入院している患者は，歯を磨くことができず，口もすすぐことができない状態にあることが多く，口腔衛生管理はできていない．その結果，回復期リハビリテーションが行われるころには，患者の口腔内は，むし歯が進行し，残根状態となってしまっている．また，口腔衛生管理がされていないために，口腔内は汚れっぱなしで歯周病が進行し，歯がぐらぐらとなっているケースが多く見受けられる．

病院関係者は退院してから歯科治療を受ければよいと考えている人が多くいるのではないか．看護師あるいは医師が，経口摂取をしていないということで，入院患者の義歯を外してしまうケースがある．また，入院患者が歯科治療を受けているとき，熱を出すと歯科治療を止めてしまうことがある．病院の医師が医科歯科連携に対する認識が低いため，退院時カンファレンスに歯科が呼ばれることはきわめて少ない．

2. 歯科診療サイドの問題点

入院患者のところに行く，ナースステーションに行く，部屋に行く，が何もできない歯

科関係者が多い．やれることはいっぱいあるはずなのにできないというケースがある．口腔機能を回復して生活支援するというスタンスがないためである．医科歯科で情報を共有する必要があるが，病院のカルテの見方がわからない，検査値の見方がわからない，院語（その病院でしか使われていない略語）がわからないという歯科医師が多い．

　入院患者の歯科治療の経験のない歯科医師は，入院患者を目の前にして何をどうしたらよいかわからないようである．「脳梗塞で服薬中の患者の歯を抜いていいものか」，「入れ歯を作りたいが，入れ歯を入れてくれるだろうか」，「誤嚥をしているようだが，口から食べることができるだろうか」，「むし歯で歯を削りたいが，口を開けてくれるだろうか」，「摂食・嚥下障害への対応は」，「口から食べさせてあげたいが，栄養は確保できるだろうか」など，外来診療では経験したことのないケースに向き合うことになる．

　歯科医師は診療室に通院できる患者を相手にしてきた．病院の入院患者あるいは施設の入所者の歯科治療についてはどちらかというと応急的な治療を行ってきたというのが事実である．積極的にむし歯を治療して直し，義歯を装着して噛めるようにし，口から物を食べることができるようにする，摂食嚥下リハビリテーションにより飲み込むところまで関与し，誤嚥性肺炎を防いで，栄養にまで配慮するということはまだまだ行われていないのが現状である．

医科歯科連携構築の展望

　人は口から食べることが基本であるが，脳卒中などの病気により口から栄養を取ることができなくなったとき，代償法として経管栄養処置が行われる．しかし，できるだけ早期に経口摂取に戻すことは人が生きていくためには大切なことである．口から食べることの喜びは大きく，人として生きていくうえでの大きな張りとなる．また，口から食べることで口腔機能や嚥下機能の低下，低栄養，脱水を防ぐことにつながる．口腔の専門職である歯科医師，歯科衛生士は，医師，看護師，理学療法士，作業療法士，言語聴覚士，栄養士など多職種と連携し，誤嚥性肺炎を防いで，口腔機能回復のための役割を果たす必要がある．

　病院歯科のある病院には歯科診療所から訪問診療はできないことになっている．病院歯科が入院患者の歯科治療や口腔機能管理をすることになっているからである．口腔に歯科的な問題を残したまま退院した場合は，在宅あるいは施設に移ってからかかりつけ歯科医あるいは訪問できる歯科医師が訪問歯科診療を行うことになる．病院歯科と地域の歯科医師会が連携システムを構築しておく必要がある．

　病院歯科のない病院では，歯科診療所から訪問する歯科医師，歯科衛生士を受け入れ，医師，看護師，理学療法士，作業療法士，言語聴覚士，栄養士など多職種と連携し，急性期，回復期，維持期に応じたチームをつくって，患者の機能回復を図る．

　急性期において，経口摂取できない場合は，歯科治療ができないことが多い．人工呼吸

器を装着しているとか，意識がない，指示が通らない，うがいができないということで歯科治療が困難となるからである．さらに，入院期間が短いことが歯科治療を十分に行うことができない要因となっている．

　急性期でも経口摂取ができる場合は，歯科治療ができることが多いので，口腔内に問題があれば積極的に治療を進める．ただし，入院期間が短いことを考慮して治療計画を立てる必要がある．

　入院患者の口腔ケアをしないと口腔内は不潔となり，むし歯，歯周病が進行し，歯を失うこととなる．また，口腔内の不潔は誤嚥性肺炎を招くことにもなる．口から食事をとらないことで，咀嚼に関係する筋肉が廃用萎縮を起こして筋力低下を招く．また，咀嚼しないことで唾液の分泌が減り，唾液腺の働きも低下する．中里によれば，急性期病院での口腔ケアのポイントは，「口腔保清」と「廃用予防」であるという[3]．

　回復期は，急性期後，原疾患による急性症状が安定し，疾患発症後の障害からの回復を目指す時期であって，日常生活動作（ADL）の改善を目的としたリハビリテーションを集中的に行う時期である．回復期では，歯科治療が可能である．患者の口腔内に問題があり食事摂取がうまくいかない場合，歯科的な治療を行うことで咀嚼機能の回復を図り，嚥下に問題があれば嚥下リハビリテーションを行い，口から食事がとれるように口腔機能の回復を図る．

　維持期は，回復期のリハビリテーション終了後，在宅あるいは施設で安定した日常生活が送れるように医療および介護サービスを提供していく時期である．食事摂取については，口腔機能の低下を防ぎ，維持に努めることになる．歯科治療としては，十分に時間が取れるので，むし歯や歯周病の治療，義歯の作製などできるだけの治療を行うことになる．維持期の患者は，多職種連携の地域包括ケアシステムでサービスが提供されるので，歯科医師および歯科衛生士も地域包括ケアシステムに参加し支援していく．地域包括ケアシステムには組織としては地区歯科医師会が参加する．

◆ 文　献
1) Yoneyama T, et al: Oral care and pneumonia. Oral Care Working Group. *Lancet* 354・515, 1999
2) 在宅医療・介護推進プロジェクトチーム資料：在宅医療・介護の推進について．厚生労働省（http://www.mhlw.go.jp/stf/seisakunitsuite/bunya/kenkou_iryou/iryou/zaitaku/）
3) 中里義博：急性期病院におけるオーラルマネジメント．岸本裕充，他（編）：オーラルマネジメントに取り組もう―高齢期と周術期の口腔機能管理．デンタルダイアモンド社，pp40-41, 2012
4) 藤本篤士，他（編著）：5疾病の口腔ケア―チーム医療による全身疾患対応型口腔ケアのすすめ．医歯薬出版，2013

第3章 医科歯科連携の現状と展望

4 訪問歯科診療における連携の重要性

吉田歯科医院, 歯科医師　吉田春陽

ケアカンファレンス

　訪問歯科診療の対象者である要介護高齢者は「重複生活障害者」であり[1], 訪問歯科の本態は生活障害を援助する「ケア」である. 要介護高齢者に対する歯科治療（キュア）は訪問歯科の一部を成すにすぎず, 口腔外科やエンド（歯内療法），ペリオ（歯周治療），歯牙切削などの治療は, 本来在宅での診療にはなじまない. それらの行為はしかるべき設備とスタッフの整った診療場で行うべきである. しかし, 生活援助を第一義の機能とする「ケア」は, 生活の現場, すなわち居宅や施設で提供されないと目的を達成することはできない.

　口腔ケアは器質的口腔ケアと機能的口腔ケアに大別されているが, 予防医学の観点からみると, 一次予防（＝健康の維持増進・疾病予防・健康教育）と三次予防（＝リハビリテーション），そして二次予防の一部（＝治療的プラークコントロール）と考えることができる.

　狭義の歯科治療（キュア）は場所を選ぶが, ケアは時と場所を選ばない. できるだけ早期に開始し, 障害が深化・複雑化するのを防がなければならない. 患者のベッドサイドは, 病気療養の場ではなく, まさに障害とともに生きる生活の場なのである.

　われわれ歯科医療職が患者に直接関われるのは, 保険制度上, 特別なケースを除いてはせいぜい週に1～2回である. あとの日々は他職種のケアスタッフや介護者家族に任せなければならない. したがって, 主治医をはじめ対象者に関わる多職種, 介護者家族, 対象者本人に口腔ケアのもつ意義と必要性についてコンセンサスを得ておかなければならない.

　そのための重要な場がケアカンファレンスである. ケアカンファレンスは必要に応じてケアマネジャーが召集し, ケアプランを作成・再評価するとされているが, 在宅ケアの場合, 日程調整に苦労すると聞く. 施設ケアではほとんどのスタッフが施設内にそろっており, 自己完結的にケアカンファレンスを開催できようが, 在宅ケアでは地域に散らばった専門職をひとところに集めるのは, 並大抵の苦労ではないだろう. しかし口腔ケアを定着

第3章　医科歯科連携の現状と展望

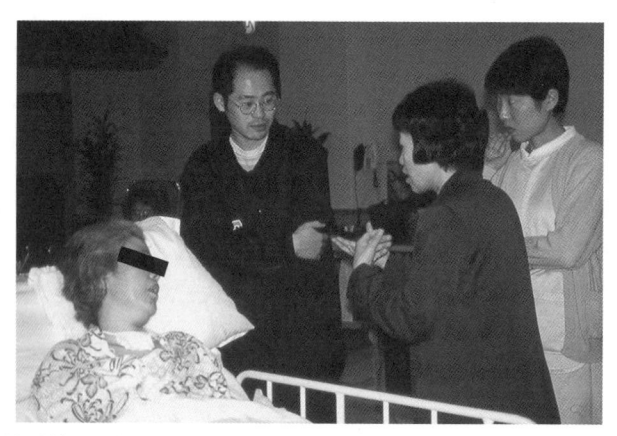

図1　ベッドサイドでのケアカンファレンス
対象者を囲み，ケアスタッフが評価・目標設定などを行う．
前列左:対象者，後列左:理学療法士，中央:保健師，右:在宅介護支援センター看護師．（筆者撮影）

させるためには，ここは譲れない．ケアマネジャーに一肌脱いでもらわなければしかたがない．

　筆者はケアカンファレンスに最も適した場はベッドサイドだと考える（図1）．それぞれの専門職は在宅ケアに関わっているのだから，頻度の差はあれ，必ずベッドサイドを訪れているはずである．その訪問の日程を同じ日時に設定し，本人家族を交えてベッドサイドでカンファレンスを開けばよい．当日参加できないスタッフには，後日，報告することにして，来られる者だけが集まってとにかく開催することが肝要である．コミュニケーションのIT化が進んだ現在，携帯で動画情報まで送ることができるので，欠席者にも相当精度の高い情報を伝えることが可能となった．

　医療職には，口腔内の保清が誤嚥性肺炎の発症を防止し全身の健康状態に関与すること，経管経腸栄養法の有する問題点などを説明し，定期的な全身状態の評価をお願いする．また，摂食・嚥下障害の診断には歯科医療職の参加が不可欠なことの理解を求める．介護職，理学療法士，作業療法士，介護者家族には，プラークコントロールの必要性の理解を求め，患者へのデモと実習を通してブラッシング技術の習得を目指す．さらに経口摂取訓練には供食時の姿勢制御が重要であることを説明し，摂食嚥下リハビリテーションの三原則（①呼吸路の安全確保，②口腔咽頭機能の賦活，③食物の調整）[2]の厳守を実践してもらう．そして短期目標・長期目標を確認し，定期的に再評価して目標設定の見直しを行う．

　米山ら[3]の研究によると，専門職による定期的な口腔ケアと介護者による日常的口腔ケア（対象群）では，発熱頻度と誤嚥性肺炎発症数ともに有意差が認められた（93頁参照）が，対象群とてまったく口腔ケアが提供されなかったわけではない．しかし，在宅ケアでは他のケアスタッフが気づかなければ，手付かずで放置されることにもなりかねない．ここに施設ケアに比べて在宅ケアの難しさがある．

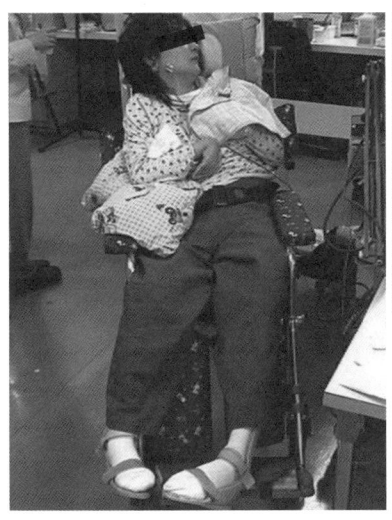

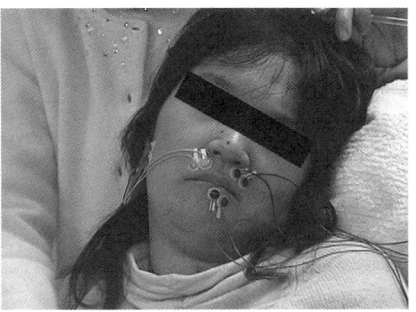

図2 高次専門医療機関受診時の患者
見たこともない検査機器に囲まれて緊張した面持ち（左）．筋電図検査を受けているとき（右）．不安と緊張でこわばった表情．（写真提供　舘村卓　元大阪大学歯学部准教授）

高次専門医療機関と地域医療機関の連携

　摂食嚥下リハビリテーションにおける高次専門医療機関の役割は，専門的な設備・スタッフの整った場所で「検査・機能評価・診断・リハビリテーションメニューの作成」を行うことであり，地域医療機関は生活の現場（居宅・施設）で「専門医の指示どおりにメニューに従って機能訓練を実施」し，必要に応じて生活の現場に即した工夫や介護者への指導を行う役割を担う．

　ただし，高次専門医療機関での患者像はあくまでも「非日常の姿」であり，専門医が立てたリハビリテーションメニューも「日常生活の中で実施されなければ意味がない」ということに注意が必要である．病院の広い廊下やリハビリテーションルームでは歩行・階段の昇降ができていたのに，ちまちました内部造作の自宅の中では歩けなくなってしまい，「寝たきりに逆戻り」というケースは珍しくない．これは病院での回復期リハビリテーションが生活環境の中での維持期リハビリテーションにつながらなかったことが原因で，専門医によるリハビリテーションメニューが，日常生活環境とマッチしているかどうかの確認を必ず行わなければならないことを示している．

　つまり，高次医療機関による「検査・診断・リハビリテーションメニューの作成」と，訪問リハビリテーションによる「生活現場でのモニタリング」の両者が必須であり，専門医は生活現場を知らなければならず，訪問歯科の担当者は「生理学的理論の裏付けのない実践」に終始してはならない[4]（図2）．

まとめ

筆者は訪問口腔ケアの目的を，①食生活の維持改善，②音声言語機能の改善，③口腔内の保清，の3つに大別しているが，広く生活全般に関わるものなので，とても歯科医療職だけで対応できるものではなく，他の専門職と連携を図らなければ目的は達成されないと考える[5]．

◆ 文献

1) 岡本祐三：医療と福祉の新時代―「寝たきり老人」はゼロにできる．日本評論社，1993
2) 舘村 卓：臨床の口腔生理学に基づく摂食・嚥下障害のキュアとケア．医歯薬出版，2009
3) Yoneyama T, et al：Oral care and pneumonia. Oral Care Working Group. *Lancet* **354**：515, 1999
4) 吉田春陽：高次医療機関と地域医療機関のネットワーク―訪問摂食リハビリテーションの必要性．日本臨床歯周病学会会誌 **24**：47-52，2006
5) 吉田春陽：訪問口腔ケア．ザ・クインテッセンス **33**（3）：75-77，2014

第 **4** 章

病院・在宅での
連携事例紹介

第4章 病院・在宅での連携事例紹介

1 回復期リハビリテーション専門病院における医科歯科連携の工夫

長崎リハビリテーション病院,看護師　伊東由美子

長崎における医科歯科連携

1.『長崎脳卒中等口腔ケア支援システム』の誕生

長崎市では,市内救急病院に勤務する医師,看護師と救急隊員で結成した救急医療に関する連携の場としての長崎実地救急連絡会と長崎市歯科医師会が協議を行い,「長崎脳卒中等口腔ケア支援システム」(図1)が1997年に構築された.このシステムは病院から歯科医師会にFAXで依頼状を送ると,それに応じて歯科医師が歯科衛生士とともに病院に訪問歯科診療を行うというものであり,救急医療から在宅支援に至るまで必要に応じて継続的に歯科が関わっていくようになった.

2.『長崎口のリハビリテーション研究会』の発足

2006年に長崎県歯科医師会において種々の関連専門職団体(医師,看護師,理学療法

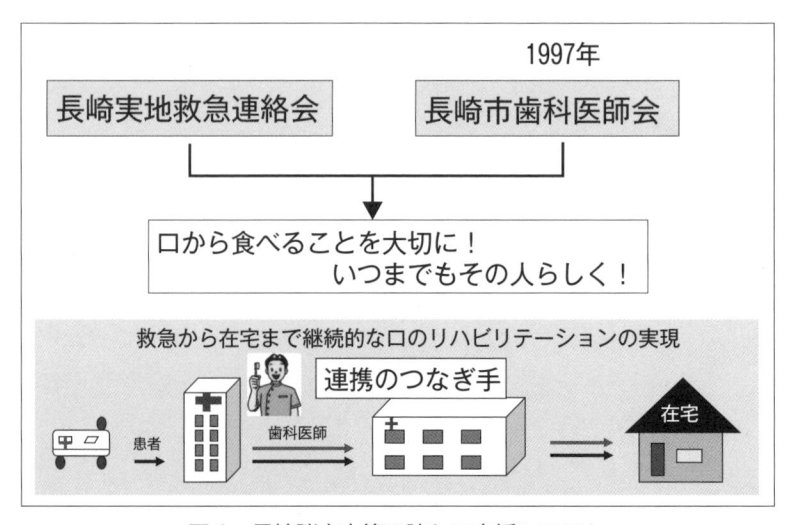

図1　長崎脳卒中等口腔ケア支援システム

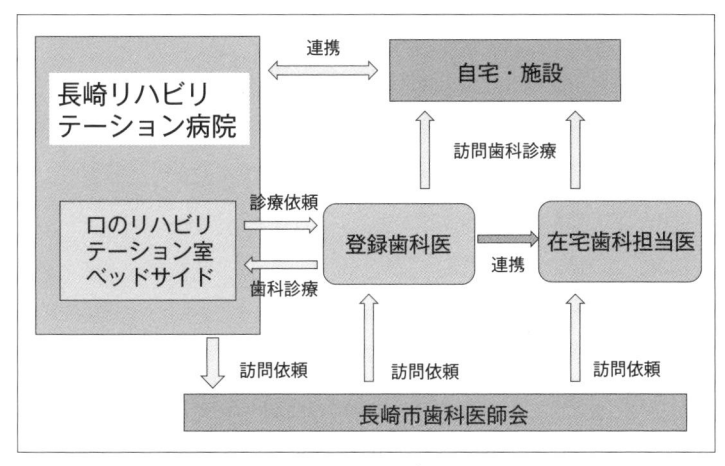

図2 歯科診療オープンシステム

士，作業療法士，言語聴覚士，栄養士会など）の代表が一堂に会して「長崎口のリハビリテーション研究会」（事務局：長崎県歯科医師会）を発足した．このことで医科・歯科の従事者は共に"口のリハビリテーションの理念""どのような障害があっても，最後まで人としての尊厳を守り，諦めないで口から食べることを支援する"を掲げ，口腔機能の回復・向上のための実技研修・教育・啓発等を行うようになった．

これらのことから，長崎では医科と歯科の垣根が低くなり，さらに病院に勤務する医師・看護師にとっても"口から食べることを大切にする"という認識が広く共有されるようになってきている．

歯科診療オープンシステムの紹介

2008年2月に開院した長崎リハビリテーション病院（以下，当院）は，回復期リハビリテーション専門病院として，「口のリハビリテーション」の具体的な展開の一環として，①開院当初より歯科衛生士を病棟専従として配置し，チーム医療を展開している（歯科医師は勤務していない）．また，②高齢・障害者の口腔機能の改善・向上を目的として長崎市歯科医師会との協議の下で「歯科診療オープンシステム」（図2）を構築した．このことで歯科医師会が公募した登録歯科医師が病院からの依頼に基づいて訪問歯科診療を行い，チームの一員としてカンファレンス等にも参加している．また，歯科医師の訪問診療に際しては院内歯科衛生士が連携の窓口としての重要な役割を担っている．現在，13名の歯科医師が登録医として当院と協約を結び，訪問歯科診療を月曜日から金曜日まで行っている．歯科受診の患者数は毎月40名前後で，主な治療内容は義歯調整・作製とむし歯治療であるが，症例数は少ないが軟口蓋挙上装置（PLP）作製なども行っている（表1）．

毎月1回行っている運営委員会では，訪問歯科診療の報告および問題の把握，研修会の企画，追跡調査の協議等を行っている．なお，運営委員は登録歯科医の代表と当院スタッ

表1 訪問歯科診療 5年間の実績

	歯科治療受診人数		歯科治療内容			
	患者数	延人数	義歯	むし歯	歯周病	口腔機能
2009	395	1,081	268	104	82	7
2010	476	1,397	343	116	107	0
2011	470	1,393	303	131	81	9
2012	515	1,415	369	108	102	27
2013	447	1,175	285	129	52	13

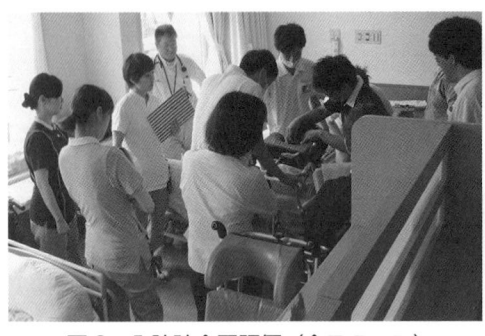

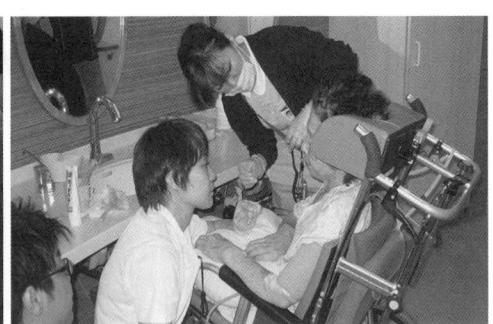

図3 入院時合同評価（全スタッフ）　　図4 入院時合同評価（歯科衛生士と言語聴覚士）

フ（医師・歯科衛生士・看護師・言語聴覚士・理学療法士・管理栄養士・訪問スタッフ）で構成しており，多職種協働で口腔管理を実践している．

看護師と歯科衛生士との協働

　当院では，開院前から「組織体制・チームのあり方」について議論し，従来の縦割り組織ではなく（看護部やリハビリテーション部などの職種別部を廃止），すべての専門職を「臨床部」に位置づけ，病棟に専従として配置している．2008年2月の開院時より徹底したチームアプローチで，質の高いリハビリテーションサービスの提供に努めている．一人ひとりの患者に対して，入院から退院まで10職種の専門職がチームを組み，患者の退院後の生活を見据えた目標を立ててアプローチを実施する．そのために，入院当日には担当者一同（チームメンバー）が全員で入院日合同評価（図3，4）を行う．口腔内の状況についても歯科衛生士の他に看護師，介護福祉士，言語聴覚士を中心に評価を行い，口腔ケアの方法を検討し，スタッフ全員が統一したケアを提供できるようにしている．

　一般的には，病院における患者の口腔衛生と口腔機能の管理を担っているのは主として看護師であるが，高齢者および障害者の口腔の問題や口腔機能の改善，誤嚥性肺炎予防を考えると，より専門的な評価やケアが求められる．当院では病棟に歯科衛生士が常にいる（専従配置）ことで，看護師等はいつでも専門的助言を受けることができ，より質の高い口腔ケアの提供が可能となっている．病棟専従としての歯科衛生士の役割は，①口腔衛生

1. 回復期リハビリテーション専門病院における医科歯科連携の工夫

表2 口腔衛生アセスメント表

口 腔 衛 生 ア セ ス メ ン ト 表

H24年1月1日改訂

No.
氏名　　　　　（　歳）　紹介元　　　　　疾患名：

カテゴリー														
食形態	1点	非経口						嚥下反射	1点	嚥下不能				
	3点	嚥下食(経腸栄養併用)							3点	嚥下しにくい				
	5点	常食(嚥下食4含む)							5点	正常な嚥下				
乾燥	1点	常時乾燥						軟口蓋	1点	不良(開鼻声・挙上不全)				
	3点	刺激により潤いあり							3点	やや不良				
	5点	安静時に潤いあり							5点	良好				
口臭	1点	30cm以上						咀嚼	1点	丸のみ(未実施)				
	3点	30cm以内							3点	主に上下				
	5点	認めない							5点	正常				
舌苔	1点	厚い舌苔・水泡や潰瘍						自立度	1点	全介助				
	3点	薄い舌苔							3点	一部介助(準備・片づけ含む)				
	5点	なし							5点	自立(要指導含む)				
歯・義歯	1点	全体的に歯垢や食物残渣						姿勢	1点	頚部固定不十分				
	3点	部分的に歯垢や食物残渣							3点	体幹固定不十分				
	5点	歯垢・食物残渣なし(硬組織なし)							5点	立位・座位				
歯肉	1点	手で押して出血・排膿がある						うがい	1点	できない				
	3点	浮腫・発赤がある							3点	含む・吐き出し可能				
	5点	ピンクで引き締まっている							5点	出来る				
アイヒナー	1点	C1～C3						Com	1点	不可				
	3点	B1～B4							3点	YES/NO				
	5点	A1～A3							5点	日常会話可能				
開口度	1点	1横指以下						拒否	1点	あり				
	3点	2横指							3点	時々拒否あり				
	5点	3横指							5点	なし				
開口保持	1点	不可						合計						
	3点	不十分						特記事項	義歯 有(　　　) 無					
	5点	十分							義歯適合(良・やや不良・不良)					
口唇閉鎖	1点	不可							義歯装着(日中のみ・昼夜・使用なし)					
	3点	不十分							機能歯数(残根除く)					
	5点	十分							肺炎の有無					
流涎	1点	安静時あり							歯科受診の有無					
	3点	運動時のみあり							口腔衛生重症度					
	5点	なし												
こぼれ	1点	未実施												
	3点	あり												
	5点	なし												
舌の動き	1点	不可												
	3点	不十分												
	5点	十分												

口腔衛生重症度:軽度（23点以上）　中等度(22点以下で1点が3つ以下)　重度(1点が3つ以上/舌苔・歯・義歯に1点)

や口腔機能に関する評価，②他職種への口腔ケアに関する助言と援助，③登録歯科医師等との連携窓口役，④患者・家族に対する口腔ケア技術の指導など，口腔衛生・機能の改善を図るとともに，退院後の生活を見据えた関わりを行っている．

歯科衛生士は，独自の口腔衛生アセスメント表（**表2**）に基づいて評価し，その患者の介入頻度について決定している．また，歯科治療が必要な場合は，手順に沿って治療開始の準備を進めていく．この場合に重要なことは，患者の1日のスケジュールに合わせて，例えば入浴時間や訓練時間等と重ならないように歯科治療スケジュールを組むことであり，看護師との協議・調整が必要になってくる．具体的な歯科治療の内容は，義歯の作製・調整，むし歯，歯周病，口腔機能などが挙げられるが，本システムの取り決めとして，可能な限り入院中にすべての治療を終了することを原則としている．また，歯科医師には特に義歯調整・作製の場合には食事場面での観察を重要視してもらうようにしている．

以下に，当院で行っている食べるための口づくりの一事例を紹介する．

事例紹介

I氏，70歳代，男性，脳梗塞

【障害】

右片麻痺，失語症（言語理解および発語困難），摂食機能障害，高次脳機能障害

【入院時所見】

急性期にて脳梗塞の診断で保存的治療後，2週間足らずで当院へ転院．脳浮腫の影響で遷延性意識障害もあった．麻痺のBrunnstrom stageは，右上肢Ⅰ・手指Ⅰ・下肢ⅡでADLはすべて介助が必要であり，失語症のため意思疎通は困難であった．藤島の嚥下グレード2で食事は3食経腸栄養となっていた．

【チームの目標】

入院当初，まずは全身状態の安定を図りつつ覚醒レベルの向上を目指すこととした．食事に関しては，食べるための準備として，①姿勢の保持，②口腔ケアに重点を置き，次に安全に食べるために基礎訓練および摂食訓練と評価を繰り返し行った．毎月の定期カンファレンスおよび2週間ごとの中間評価において，担当者チームが協議し，プログラムを再評価しながら，経口摂取へ向けて取り組んでいった．

食べるための準備：姿勢の保持

入院時は，まだ発症後2週間であったので，意識障害が残存して全身状態は不安定であった．肺炎や褥瘡，拘縮等のリスク管理を最優先に考え，ベッドサイドでの関節可動域訓練を中心に開始した．頸部と体幹の支持性が低下しており，座位保持が困難だったためチルトリクライニング車いすを使用し，循環動態に注意しながら少しずつ座位時間を延長していった．ポジショニングとシーティングの方法を検討し，統一し

た対応を実施していった．入院当初は3食経腸栄養であったことから離床時間は食事に合わせ，前後の口腔ケアを含めた時間を設定した．3カ月後には，介助はまだ必要であったが標準型車いすに乗車して整容，食事，排泄等の一連の動作を行うことができるようになった．

食べるための準備：口腔ケアと歯科受診

入院時の口腔内評価では，舌苔と白色粘稠痰の付着があり，清掃不十分な状態であった．患者の口腔環境に適したブラシや保湿剤の選択を歯科衛生士と検討し，口腔内衛生の改善と感染予防のために，6～8回/日の口腔ケアと毎食前のアイスマッサージ，口腔周囲筋のストレッチ，義歯の装着方法を決めて統一したケアを継続して実施した．入院後2週間経過したころより，開眼している時間が長くなり氷舐めを開始，経口摂取へつながるように義歯の調整を担当登録歯科医師へ依頼した．

安全に食べる：基礎訓練と摂食訓練

義歯調整と合わせて，言語聴覚士を中心として頸部リラクゼーションや嚥下反射誘発のアイスマッサージ等を積極的に実施した．さらに，チルトリクライニング車いす45度でエンゲリードを使用して摂食訓練を開始した．歯科医師による治療は，1回/週で1回の治療時間は30分，計7回実施された．その治療内容については，毎回「歯科処置内容のお知らせ」表に記載され，患者本人やご家族へ情報提供，合わせて歯科衛生士よりスタッフへ伝達され，情報共有はなされていた．

2カ月目に入り全身状態はほぼ安定し，身体機能能力の向上を図るとともに生活リズムを整え，3食経口摂取ができることを目指した．まずは嚥下食での食事が1食可能となり，並行して調整を行っていた義歯が完成したため，新義歯を装着しての経口

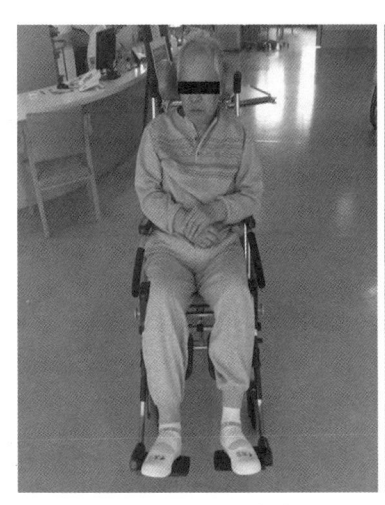

図5 I氏，入院時 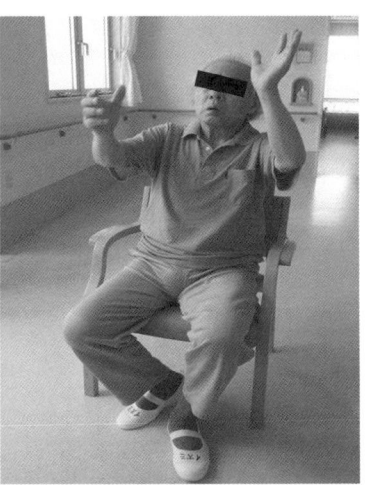　　　　　図6 I氏，退院時

摂取を行った．食事状況の観察と評価を通し，歯科衛生士が歯科医師へ現状を伝えながら，義歯調整を繰り返し行い，食べる，話せる口づくりを目指した．2カ月後には意識レベル，嚥下機能の改善に伴い完全3食経口摂取へ移行し，3カ月後に常食が摂取できるまでになった．

生活期との連携

本症例は，徐々に車いす移動から手つなぎ歩行へ，3食経腸栄養から経口摂取へ，失禁状態から尿便意の表出等ADL活動は向上していった．しかし，高次脳機能障害と重度の失語症があり，常に見守りおよび一部介助は外せず，また主介護者が病弱な妻一人であったために，家族との面談および5カ月目の定期カンファレンスの結果，残念ながら自宅復帰は困難となり，施設へ入所となった．このため，当院退院前には当院での取り組みの継続可能な部分を家族と施設で関わるスタッフへ情報提供を行った．同様に歯科治療を実施した登録歯科医からも在宅歯科診療担当医へ歯科連携用紙を送付し，退院後の治療処置を依頼した（図5，6）．

◆ 文 献
1) 小山珠美：早期経口摂取実現とQOLのための摂食・嚥下リハビリテーション．メディカルレビュー社，2010
2) 加藤武彦：食べられる口づくり―口腔ケア＆義歯．医歯薬出版，2007

第4章　病院・在宅での連携事例紹介

2

大分や湯布院での取り組み

大鶴歯科医師会，歯科医師　小野利行

　2011年より，大分県由布市の湯布院厚生年金病院とわれわれの大鶴（だいかく）歯科医師会との間で医科歯科連携協定を結び，「ゆふ医科歯科連携システム」がスタートした．

　湯布院厚生年金病院は，回復期リハビリテーション病棟180床を有し，大分県リハビリテーション支援センターとしての役割をする中核病院である．大鶴歯科医師会は，会員数98名で大分市郊外より由布市にわたる県下で最も広い圏域のため，市内中心部の人口の空洞化に伴う高齢者の増加が顕著な地域であり，入院，在宅の潜在的な歯科治療のニーズが多いことが特徴である．

　連携以前の厚生年金病院の入院患者に対する歯科訪問診療は，由布院地区の歯科医師で個別に行われていたが，義歯調整などの急性症状の処置で終わり，これまでの在宅訪問診療と同様に他職種との意見・情報交換などは行われていない状況であった．

　口腔機能向上がリハビリテーションに大きな効果をもたらすエビデンスも確立され，医科領域でも口腔ケアのニーズが増えていることからも，歯科は医科・介護関連の他職種と連携，さらには地域でのシームレスなキュアとケアができるシステムの構築を求められてきている．このような状況で厚生年金病院は，歯科を標榜していないにもかかわらず歯科衛生士（DH）を常勤採用し，リハビリテーションのチームに配属したことが今回の医科歯科連携事業に大きな後押しになった．

　医科歯科連携事業では，歯科診療室での口腔という一臓器を対象とするだけでなく，患者さんのQOL向上のために歯科が「生活の医療」「生きる力を支える医療」として，口腔機能を全身との関連で診ることになる．そのために歯科は，機能できる口腔状態をしっかり熟知・把握し，リハビリテーションを目的とした全身機能に係わる歯科治療・ケアへとパラダイムシフトが求められるし，それを他職種への歯科の発信情報としなければならない．また，それが医科との垣根を壊す突破口になると思われる．

　「歯の専門家はいるが，口の専門家はいない」とのご指摘は，歯科の現状を端的に表し，われわれへの叱咤激励になった．

　歯科側としても医科の知識，特にリハビリテーション関連の研鑽をすることが必要にな

ってくるが，それだけでは医科歯科連携のハードルは高く，今までのような歯科側の対応だけではこの連携は頓挫する可能性がある．そこで，歯科と医科，特にリハビリテーション関係者，患者さんとのコーディネーター役として病院常勤のDHの役割は大きく，いわばキーパーソンとして医科と歯科の橋渡しをしてもらうことになる．

歯科医師会では訪問診療協力医を募り，この協力医（訪問診療登録医）が帯同した自院のDHとで訪問診療に行うが，治療の一貫性を保つために入院患者1人に同一の協力医が終始対応することになる．協力医が自院の診療時間内に出向いてリハビリテーションのスケジュールで調整された時間に訪問診療を行うことにより，歯科訪問診療を確実・計画的に行え，迅速な対応が可能となった．

一方で，患者さんは訪問診療協力医の選択の余地がないので，協力医の治療・ケアのレベルアップを図り，また，協力医間での治療技術・費用に大きな差が出ないようにするために，相互理解・情報交換として共同の研修会，定期的な連携会議は欠かせないものとなっている．

さらに，歯科訪問診療中に言語聴覚士，理学療法士などのリハビリテーション関係者に立ち会ってもらい，患者さんの全身状態，リハビリテーションの状況についての情報共有，質問等で他職種とのコミュニケーションの場をつくるとともに，本音が発言できる機会を設けることで異業種間の理解・懇親を深めることも大事と考える．

退院後も，訪問診療協力医，または地域の歯科医師会の会員であるかかりつけ医と連携して，継続的なキュアとケアを容易にすることも医科歯科連携システムの大きな目的であるので，歯科医師会で組織的に取り組むことでこれが容易となると考える．

ゆふ医科歯科連携システム概略と歯科訪問診療の流れ

1）厚生年金病院入院時にセラピストからリハビリテーションのオリエンテーションを実施する際，歯科治療や口腔ケアの重要性を患者さんに説明し，パンフレットをお渡しする．

2）口腔内アセスメント・口腔機能評価は，DHおよび言語聴覚士が主となりROAG評価等で行う．

3）歯科治療希望者や合同評価を経て，主治医による歯科治療の必要性が確認された場合は，患者さん本人および家族に説明のうえで協力医に連絡する．

4）協力医の診療時間やリハビリテーションのスケジュール等を勘案し，病院常勤のDHが歯科訪問診療の調整を行う．

5）歯科訪問診療を必要としない場合でも，DHは他職種に日常的口腔ケア等の指導を行い，必要に応じて歯科治療の必要性を判断する．

6）歯科訪問診療では初診時に治療計画書・同意書を歯科医師が作成し，治療内容・費用・期間等を患者・家族が了承後，リハビリテーションチームに周知される．

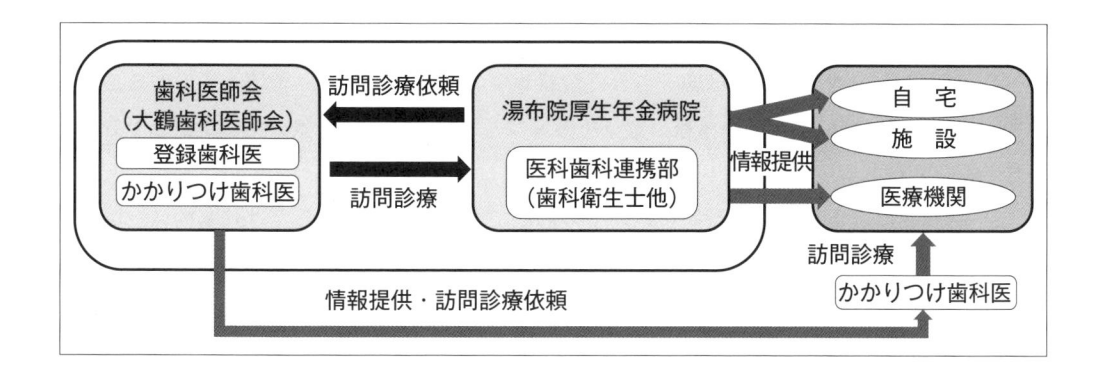

[図: 歯科医師会（大鶴歯科医師会）登録歯科医・かかりつけ歯科医 ⇔ 湯布院厚生年金病院 医科歯科連携部（歯科衛生士他） → 自宅・施設・医療機関（かかりつけ歯科医）訪問診療・情報提供・訪問診療依頼]

7) 歯科治療終了後は毎回の治療内容，次回の治療予定を所定の用紙に記載し，次回の診療内容・時間調整が行われる．

8) 入院期間中で治療が完了しない場合，あるいは退院後に継続的ケアが必要とされるケースでは，地域の歯科医師や施設に情報提供をし，継続的なフォローを行う．

9) 2～3カ月に一度の医科歯科連携会議を開催し，現状での問題点の検討，意見交換を行う．

10) 訪問診療のレベルアップとスキルの均質化，さらに相互理解を図る目的で年数回の合同研修会および院内研修会を開催する．

医科歯科連携事業の効果

1) 入院患者の歯科治療の必要性を専門的立場から的確に把握し，その計画的な対応が可能となる．

2) 急性期・回復期・維持期と一連の流れの中に歯科が関与することで廃用症候群の防止など，従来以上に継続的・効果的なリハビリテーションができる．

3) 歯科医師会が関与することで，退院後も継続的な在宅医療の提供が容易となる．

4) 他業種の口腔ケア・口腔機能向上に対する理解と関心が高まり，相乗効果により連携事業が円滑に進むようになる．

5) 医科歯科連携による歯科訪問診療で修得したスキルの多くは，診療室にもフィードバックされる．

6) リハビリテーションとの関連で歯科治療を行うことにより，「生活を診る」歯科の新たなフィールドが拡がる．

今後の課題・目標

1) 患者さんは協力医を選択できる余地が少ないので，協力医のレベルアップと治療スキルの均質化は継続的な課題であり，連携会議・合同研修会は問題解決の有効策であると

考える.

2）治療内容・費用の説明は統一された資料等で十分に行うこと．苦情の多くがここに集中するので，他職種からの情報，意見を参考にして患者さんの背景にある生活を十分配慮する必要がある．

3）訪問診療は自院の診療時間を割いての診療であるので，できるだけ効率的に，医院の経営に支障が出ないようにすることがこの事業の拡大と継続に大事と思われる．

4）入院患者さんの肉体的・時間的・金銭的制約で，診療室と同等レベルの理想的な治療は不可能であることを前提にして，患者さんのリハビリテーションの状況と回復に合わせ，それに貢献できることを最優先として6～7割の治療目標を設定する．

5）より円滑な情報提供のためのカンファレンス，特に退院時の地域カンファレンスに歯科が積極的に参加することが今後は必要である．

6）地域の歯科医師・施設に向けての情報発信が十分でなく，医科歯科連携の関係者以外にもこの事業の理解・協力を得られるよう広報活動の施策が求められている．

当初，この医科歯科連携事業はいろいろな課題が予想されたが，湯布院厚生年金病院の恵まれた環境と関係者の尽力でその課題に少しずつ対処しながら，2013年度で7名の協力医により3年が経過して，成果を出せるに至っている．

2014年度には，大分市の大分東部病院で「摂食・咀嚼・嚥下センター」が開設される見込みで，この母体である医療法人とも4月に連携協定を締結し，年度内には連携事業が本格稼働の予定である．

医科歯科連携事業はそれぞれの地域によりさまざまの条件があるだろうが，ここで示した事例を参考にしてもらい，地域に合った継続できる体制を構築してもらいたい．

医科歯科連携は，患者さんにとって大変な福音になると同時に，歯科が入院・在宅患者へ「生活の医療」として貢献できる地域医療の重要な事業であるので，歯科が取り組むべき喫緊の課題であると考える．また，それはわれわれにとっても高齢化社会における新しい歯科医療のかたちを示唆してくれる事業になると確信する．

医科歯科連携事業に取り組もうとされている有志の方々に，事業の進捗と発展を祈念する．

第4章 病院・在宅での連携事例紹介

3

熊本での取り組み

熊本リハビリテーション病院,歯科医師　辻　友里

　当院歯科開設前は,義歯が合わなければ使用せず,食事の形態を落とすなどの対応がとられており,緊急時のみ近歯科の訪問診療が行われていた.

　勤務開始当時は,非常勤という日数の制限もあり,外来業務の合間に病棟での口腔ケアを行う状態であった.人数にも限りがあり,決して十分な体制とはいえなかった.

　急性期や回復期の時期には,栄養状態や全身状態の改善と並行して,口腔機能の改善・回復と食べるための口腔環境づくりが非常に重要となる.歯科医師・歯科衛生士の常勤体制が整った時点で,入院時に歯科衛生士による患者様の口腔内チェックを開始した.口腔内の状態を確認し,本人,家族にお知らせする.治療が必要な場合には,同意を得て,歯科の介入を開始する.歯科初診時,歯科医師が診察を行い治療方針を決定し主治医,看護師に報告,確認後に治療開始となる.歯科衛生士が入院時に,患者様の口腔内を把握することで,口腔ケア・歯科治療の早期介入が可能となった.同時に,治療終了後の口腔管理も可能となり,必要時は歯科医師に報告しフィードバックを行う.また,歯科衛生士は,病棟での看護部のカンファレンスにも出席し,患者様の病状把握,看護師との意見・情報交換も行っている.

　2013年,看護部が主体となり,積極的に摂食・嚥下の取り組みが行われている他病院の見学,研修が計画され,看護師,管理栄養士,言語聴覚士ら数名が参加した.

　研修先の病院では,各専門職種により構成されたチームで入院時から「口から食べる」準備を行い,食べることへの積極的なアプローチが行われている.「口腔ケアは,口腔内の汚染物除去のみが目的ではなく,食べるための前準備として必要不可欠.口腔周囲筋のマッサージを行い,唾液の分泌が促進されることで口腔内の保湿が保たれ,食べる環境が整えられる」という口腔ケアの認識,方法の統一がなされていた.研修後,当院でも,リハビリテーション科医師,歯科医師,看護師,管理栄養士,歯科衛生士,言語聴覚士を中心とした「摂食・嚥下チーム会議」が発足し,まず,これまでの口腔ケアを見直そうという意見が挙げられた.

　口腔内を評価する明確な基準がなく,各々のスタッフが独自の方法でケアを行う状態であったため,統一した基準が必要であると判断した.多職種でもわかりやすく,誰でも評

第4章　病院・在宅での連携事例紹介

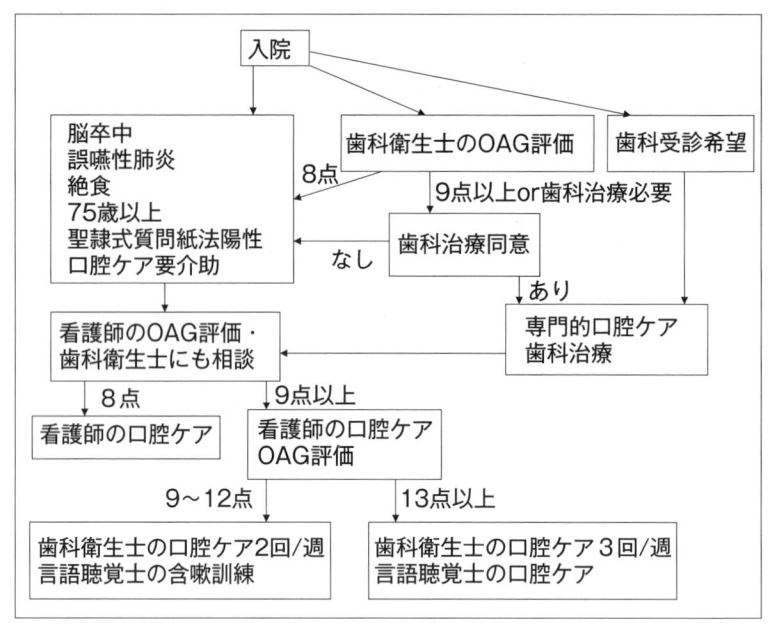

図1　「食べるための口づくり」の流れ

価できる指標として，Eilers口腔アセスメントガイド（OAG：Oral Assessment Guide）の使用を提案した．声，口唇，唾液，粘膜など8項目を1～3点で評価し，点数が8点であれば正常，9～12点で軽度の機能障害，13点以上では中度～重度の機能障害と判定する．点数の数値で比較できるために，口腔内の状態が一目瞭然である．項目により，看護師には，判断が難しいケースもあるため，歯科衛生士もOAG評価を行い，適切な評価ができるように心がけている．口腔内の衛生状態不良の場合には，病棟での看護師による日常的な口腔ケアに加えて，歯科衛生士による専門的口腔ケア介入を行っている（図1）．

国立長寿医療センターで開発された，口腔ケアシステムは，1日1回5分で，誰もが簡易的に容易にできるケアの方法である．介護者による，日常の口腔ケアに加え，歯科での専門的な口腔ケアが週に1～2回加わることで，さらに効果的な口腔ケアが実現できるといわれている．看護業務の中で，口腔ケアにかける時間は限られているため，無理なく継続していくにあたり，理想的なシステムだと考える．各病棟，看護部，他職種に対して，上記システムの紹介，口腔ケアについての勉強会を開催し，協力，理解を求めた．

また，他科との連携を図るために，病院内で開催されているカンファレンスや，回診にも積極的に参加している．

2013年，リハビリテーション科医師との共同研究で，口腔機能とサルコペニア，栄養状態との関連性についての検証を行った．2013年6～7月に当院歯科を受診したすべての65歳以上の入院高齢者を対象に，口腔内の評価（OAGの改訂版ROAGで評価）を行い，骨格筋肉量（上腕周囲；AC），筋力（握力），身体能力（FIM），藤島の嚥下グレード，栄養状態（Alb, BMI, MNA-SF）を調査した．主な結果を別紙に示す（図2）．すべて

図2 ROAGとの相関関係

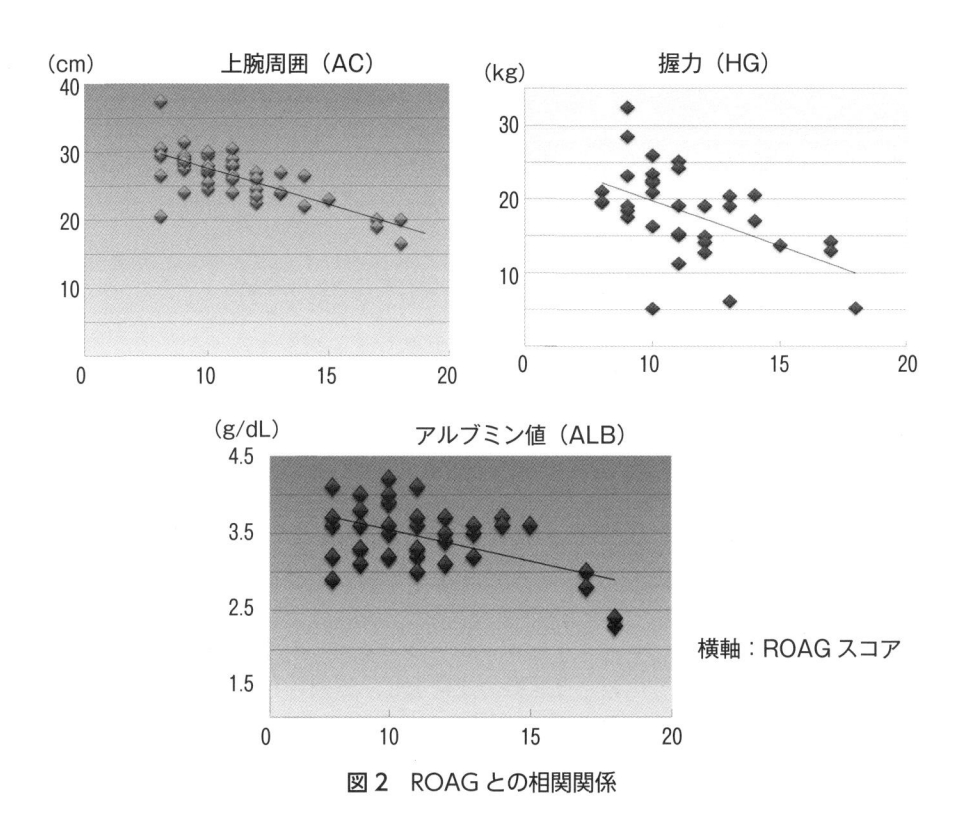

の項目が，ROAGとの有意な相関を認め，特に上腕周囲とは強い相関がみられた．

ROAGは，口腔内の評価のみならず，サルコペニアや低栄養のスクリーニングとしても有用であることが示唆された．現在病棟ではOAGの評価を行っているが，導入として取り組みやすいOAGを取り入れたため，いずれROAGに移行する予定である．

医科歯科連携の課題として，歯科からの積極的な情報発信が必要ではないかと考える．診察以前に，歯科受診は不可と言われるケースも多々あり，疑問を感じることがある．安静でも，口腔ケアを含め可能な処置がある．抜歯に関しても，動揺歯の抜歯と智歯の抜歯とは状態が異なる．歯科から，口腔内の状況報告，治療の内容を含め詳しい情報を発信したうえで，全身状態を考慮し，治療計画を立てていく必要があると思われる．

歯科医療は，口から食べることを中心とした生活を支える視点や誤嚥性肺炎の予防の観点から重要性が認識されつつある．歯科は，歯科のみで活動するのではなく，病院内で医科と積極的に連携し，チーム医療の一翼を担うことが望まれている．患者様の生活の質（QOL）改善につながる歯科医療の提供，および口腔ケアの充実，摂食，嚥下障害に対する早期からのアプローチ，受診困難な方に対する訪問診療の充実を目指していきたい．

◆ 文 献

1) Eilers J, et al：Development, testing, and application of the oral assessment guide. *Oncol Nurs Forum* 15：325-330, 1988
2) 角　保徳（編著）：新編　5分でできる口腔ケア―介護のための普及型口腔ケアシステム．医歯薬出版，2012

第4章　病院・在宅での連携事例紹介

4

岩手県奥州市歯科医師会の医科歯科連携の取り組み

奥州市国保衣川歯科診療所，歯科医師　佐々木勝忠

NST 連携

　岩手県奥州市歯科医師会（会員数 64 名）は，2006 年 12 月より地域急性期病院である岩手県立胆沢病院（病床数 351 床）と組織的連携をし，毎週行われる NST 回診に 6 名の歯科医師が参加することになった．歯科介入システムは図 1 に示すように回診前に患者情報をメールで交換し，回診時は必ず口腔診査を行い，その場で指導し，回診後の記録はメールで情報共有することになっている．

　2006 年 12 月とその後 7 年 7 カ月間の回診延べ患者 589 名の入院となった疾患は図 2 に示すように，新生物 26％，循環器系 17％，呼吸器系 15％，消化器系 12％，尿路器系 8％

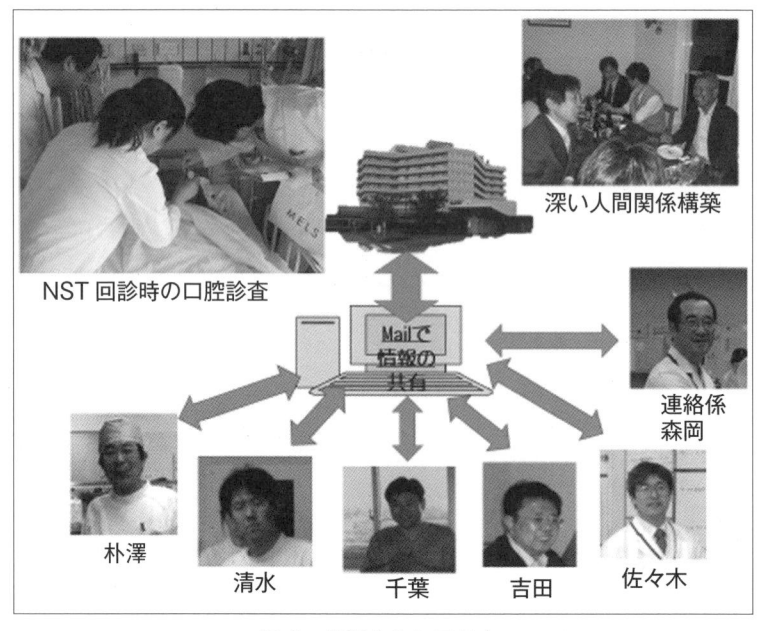

図 1　歯科介入システム

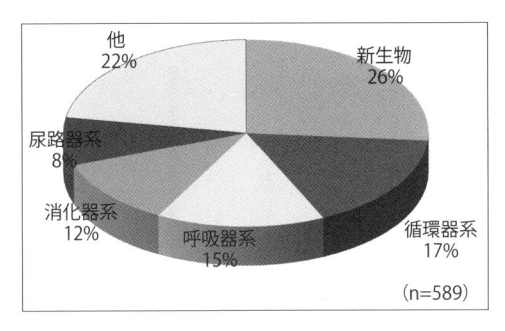

図2　NST回診患者の主たる入院病名（2006年12月～2014年6月）

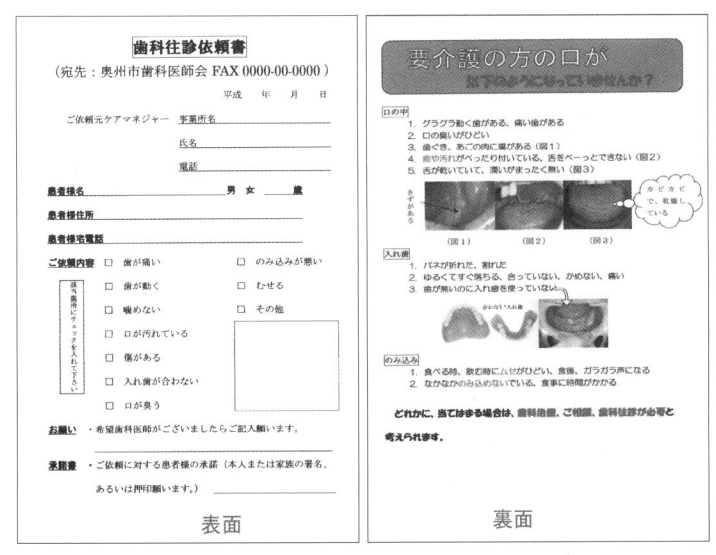

図3　連携につなげるFAX歯科往診依頼書

であった．歯科介入効果については口腔清掃の効果は徐々に現れたが，口腔乾燥改善の効果は顕著にみられなかった．歯科往診依頼件数が増加していた．

　病院と歯科医師の間にある障壁が低いものになり，人間関係の良好な構築によってがん連携も進み，NSTというキーワードでの地域急性期病院との医科歯科連携構築は，現在でも良好に継続されている．

ケアマネジャーとのFAX連携構築

　NST回診に参加してみると誤嚥性肺炎で再入院となるケースがあり，病院での歯科対応を記載した「口腔連携パス票」を発行し，急性期病院と回復期病院・介護施設等との間で口腔連携ツールの運用を目指した．しかし，「口腔連携パス票」がつながらず，運用実績を上げることができなかった．原因として，適応症例が少なかったことや地域連携に対する院内の共感が得られていなかったこと，ケアマネジャーとの連携がなかったことなど

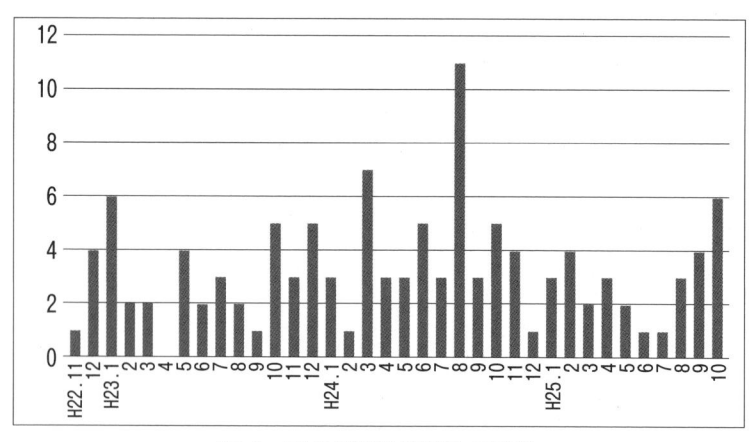

図4 FAX連携依頼件数の推移

が考えられた.

地域歯科連携ではケアマネジャーとの意思疎通は不可欠であり,そのためにはケアマネジャーに口腔内の問題点に気づいてもらえるか,さらにその情報が歯科医師サイドに伝達されやすい環境であるかが重要であると考えた.そこでケアマネジャーとの連携を推進するために作業部会を設置し,年3回,連携事例の検討や情報交換,研修会企画,連携ツールの改良,地域への周知活動企画などを行うこととした.図3は,作業部会で開発した連携ツールであるFAX歯科往診依頼書で,裏面は口腔内,義歯,嚥下に関して起こりうる病態を例として記載することで理解が得られやすいように工夫している.

しかし,FAX依頼書を受け取って往診に行ってもケアマネジャーと会う機会がなく,効果的な連携がなされなかった事例があった.そこでケアマネジャーは,対象者の概況書を歯科医師に手渡し,同席できる初回の往診日を決め,往診後に歯科医師側から情報提供書をFAXしてもらうこととした.

FAX連携は,2010年11月開始以来,3年が経過したが,120件の依頼があった(図4).FAX連携が足がかりとなって,ケアマネジャーと顔見知りになることで,FAXによらない依頼も増加している.

奥州市歯科医師会での急性期病院やケアマネジャーとの医科歯科連携の構築は顔の見える連携構築に支えられ継続発展している.医科歯科連携には顔の見える人間関係づくりが大切である.

第4章　病院・在宅での連携事例紹介

5

医師・歯科医師を多職種連携の中へ
鳥取県西部地域での取り組み

鳥取県西部歯科医師会・全国訪問歯科研究会（加藤塾），歯科医師　足立　融
鳥取県西部歯科医師会会長，歯科医師　田本寛光
鳥取県西部医師会会長，医師　野坂美仁

はじめに

　訪問診療を始めたころは多職種連携など考えも及ばず，診療室でやっていることを訪問先で行えばよいと思っていた．現在，連携はなくてはならないものとなっている．今の地域の現状をみると，医科歯科連携それはすなわち多職種連携の中に医師・歯科医師が積極的に入っていくことから始まるのではないかと考える．地域医療に関わるものは多職種との連携の重要性は理解し実践している．しかしながら，診療室に閉じこもっている歯科医師にその意識は薄い．いざ，在宅現場に出たとしても我が道をいく．研修会で多職種間でのグループディスカッションなどあろうものならそこから退散する．連携の必要性を理解できていないばかりでなく，苦手とまで言えよう．しかしながら，超高齢社会の中で地域において円滑な医療を展開し医科歯科連携を推進するには，一人でも多くの歯科医師にその壁を乗り越えてもらわなければならない．

　鳥取県西部地域は人口24万人で，高齢化率は山間部では40％を超え，市部でも25％を超える．中心の米子市には鳥取大学医学部付属病院があり，市部の医師数は10万人比520人と高く，回復期リハビリテーション病棟数も全国有数の激戦区となっている．このような環境の中，地域連携の必要性から発足した西部在宅ケア研究会が根づき活動している．

西部在宅ケア研究会〜多職種からの刺激と突き上げ

　2000年介護保険の施行と同時に西部医師会・西部薬剤師会・西部歯科医師会の三師会で「西部在宅ケア研究会」（http://www2.sanmedia.or.jp/care/）を立ち上げた．ケアマネジャー，看護師，歯科衛生士，介護士，セラピスト，行政，地域連携室，医師，薬剤

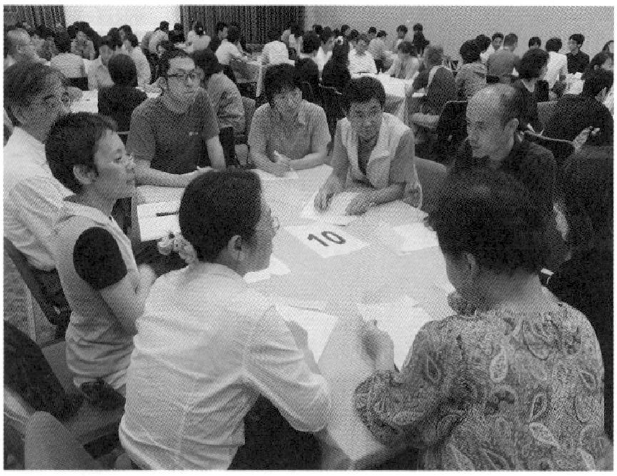

図1 西部在宅ケア研究会例会でのグループディスカッション
1つのテーブルにさまざまな職種が座るように配置して，各テーブルで進行役を決め，多職種での活発なディスカッションを行う．医師・歯科医師もケアマネジャーなどの熱い話に刺激され，中に引き込まれていく．

師，歯科医師等さまざまな職種が世話人となり月1回の世話人会，3〜4カ月に1回の例会を開催している．例会では講演の後，多職種でのグループディスカッションを行うことが恒例となっている（図1）．参加者延総数5,800名を超え，どんどん顔見知りが増え，情報交換，研鑽の場となっている．ケアに携わる多職種が一堂に会して，一定レベルの知識を共有することは大切で，質の高い多職種協働・連携の構築にはこのような会は欠かせないものと思われる．そこでグループディスカッションを重ねることで，他職種からさまざまな刺激を受ける医師が増え，口伝で参加医師数も増加した．

経口摂取，経管栄養などの講演，ディスカッションも頻回に行われ，在宅医療での歯科の必要性，口腔ケアの重要性の認識も浸透している．そのような中で，歯の治療から食支援のための歯科，口腔ケアのニーズが増え，その対応を迫られることとなった．

歯科医師会の取り組み〜医師会・歯科医師会での共催研修会

地域連携が進むなか，歯科が取り残されないため，これまで西部歯科医師会では，医科歯科連携のためにさまざまな講演会・研修会を行ってきた．2007年には医師会，歯科医師会での初めての共催講演会を実施した．「口から食べる」をキーワードに医科歯科のその道のスペシャリストの栗原正紀先生と加藤武彦先生にお越しいただき，大変な刺激を受けた（図2）．その後も地元の急性期・回復期の医師にお集まりいただくなどして研修会を重ねた．こうした礎のもと2013年度は日本リハビリテーション病院・施設協会との共催で医科歯科連携合同研修会を開催するに至った．

歯科医師会内には訪問歯科懇話会ができ，自らの研鑽の場と多職種協働の勉強会，施設でのオープンシステムによる研修などさまざまな取り組みを進めている．

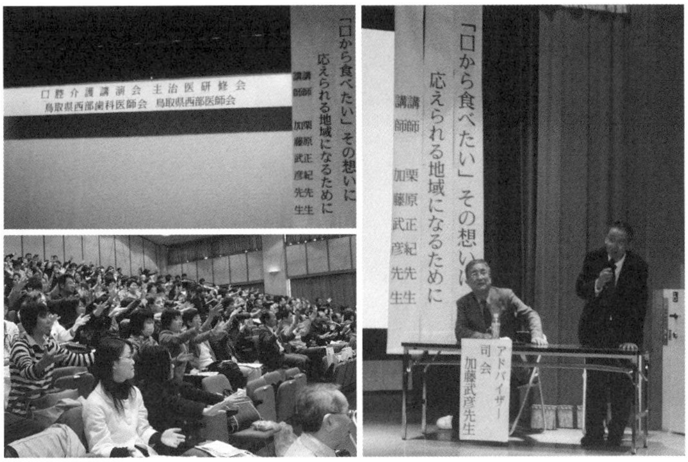

図2　医師会・歯科医師会共催での多職種研修会
医師栗原正紀先生，歯科医師加藤武彦先生の両先生を講師に迎えて．

鳥取県西部医師会の取り組み～住民との直接対話が重要

　「死」を話題とすることがはばかれる現代において，あえてタブー視せずに元気なときから自らの人生の最期について話し合えるような地域に変えることは医師会にしかできないミッションである．かかりつけ医は臓器専門医として医療を提供しながらも病院医療の延長ではなく一歩踏み込んで，本人の尊厳を尊重し，家族ともども気兼ねなく希望する場所で，本人らしい療養生活を支えることが「在宅医療」の本来の姿であろう．

　「もしもの時のあんしん手帳」（米子市名で発行）等のツールを使って「在宅看取り」や「平穏死」について，公民館出前講座や市民公開講座の場で医師会として直接地域に働きかけている．こうした中で多職種連携はもちろんのこと，「最期まで口から食べる」ためには歯科との連携は欠かせないものである．

おわりに

　どこの地域でも何とか頑張っている人たちがおり，なにがしかの連携はできている．それに対して医師会でも歯科医師会でもアンテナを張り情報を得て協力をする体制をつくり，その力を結集していくことでさらなる連携が生まれ，その中に一人でも多くの医師・歯科医師が入っていくことで点が線に，線が面となり，医科歯科連携のよい地域づくりにつながっていく．

　システムではなかなか連携は進まない．いかにして多職種顔見知りの関係が築けるかだ．そして，当たり前のこととして専門職としての実力を備えたうえでの連携でなくては信頼関係は生まれず，広がってはいかない．

第5章

医科歯科連携実践
のためのツール

第５章　医科歯科連携実践のためのツール

1

地域連携ツールとしてのえんげパスポート

浜松市リハビリテーション病院，医師　藤島一郎

高齢社会となり，摂食嚥下障害患者さんが増加し，全国各地で治療や指導を受けて生活している．しかしながら，患者さんが施設や訪問のサービスを利用したり医療機関にかかったりするとき，現在の摂食嚥下の状態を的確に伝えられず混乱しているのが現状である．

この状況を打開するために，血圧手帳や糖尿病手帳のように患者さんが持ち歩いて，一目で今患者さんが何をどのようにして食べ，どのような点に注意が必要か，などが判る「えんげパスポート」を作製した．「えんげパスポート」という名称は，これを持っている嚥下障害患者さんは施設や医療機関のサービスを適切に受けられるということがイメージできることから考案したものである．

これまで浜松では「摂食条件カード」[1]を患者さんに渡して施設などへの連絡に使用していたが，徹底していなかった．一方，神奈川では「神奈川　NST・嚥下連絡票」(若林

② 現在の摂食条件

1）栄養管理状況：
■ 栄養管理：身長（　　　）cm
体重（　　　）kg
BMI（　　　）
エネルギー摂取量（　　　）kcal
■ 補助栄養：なし・経口・経鼻経管・胃瘻
・内容：栄養剤・流動食名（　　　）
（　　）回／日（朝・昼・夕・　　　）
栄養剤（　　）mL／（　　　）kcal
白　湯（　　）mL
2）食事形態：
■ 主食（ゼリー・ペースト状の粥・全粥・軟飯・　　　）
■ 副食（ゼリー・粒なしミキサー・粒ありミキサー・　　　）
学会分類 ⇒P18（0j・0t・1j・2-1・2-2・3・4）
■ 水分（ゼリー・とろみ付き・とろみなし）
とろみの濃度：溶液＿＿＿mLに＿＿＿g
とろみ調整食品名＿＿＿＿＿＿
（濃いとろみ・中間のとろみ・薄いとろみ）
コメント：（　　　）
3）食事回数：（　　）回／日（朝・昼・夕・時間外）
4）自力摂取：可能・見守りで可能・一部可能・困難
コメント：（　　　）

－4－

記載日：＿＿年＿＿月＿＿日
記載施設・者：＿＿＿＿＿＿

5）姿　勢：■ 座位・ベッドアップ（　　）度
■ 体幹正中・側臥位（右・左）
■ 顔の向き：正中・右向き・左向き
■ ベッド上・車椅子・椅子
コメント：（　　　）
6）一口量：（ティースプーン・中間スプーン・カレースプーン・自助具等：　　　）を使用し、スプーン（1/2量・すりきり・山盛り・　　　）程度
コメント：（自助具等　　　）
7）摂食方法：食前ののどのアイスマッサージ
交互嚥下（ゼリー・トロミ）
コメント：（　　　）
8）食事時間：（　　）分　食後座位：（　　）分以上
■ 摂食中の義歯：使用する・使用しない
⇒ □ 上顎義歯　□ 下顎義歯
■ 薬の内服方法：
□ 経口：粉砕・錠剤・カプセル・細粒
その他（　　　）
使用するもの：水・ペースト食・ゼリー・とろみ
その他（　　　）
□ 経管（経鼻チューブ・胃瘻）
⇒ 簡易懸濁法（実施・未実施）

－5－

図１「現在の摂食状況」

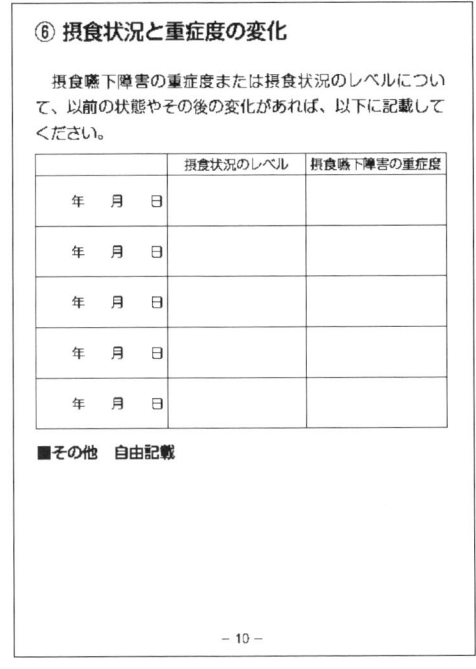

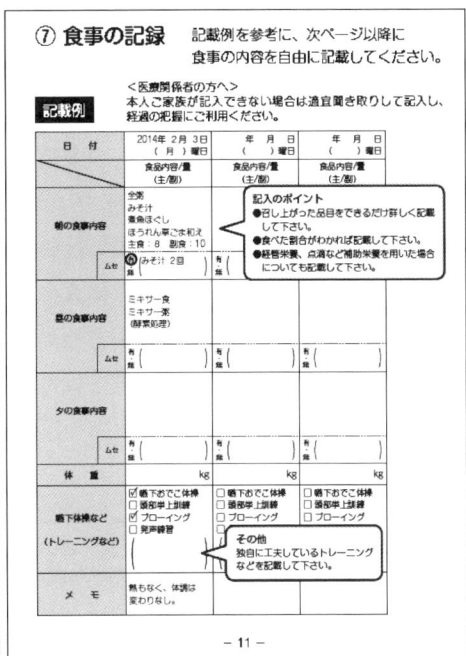

図2 「摂食状況の重症度の変化」　　図3 「食事の記録」

秀隆先生）が作成され地域連携が図られていた[2)~4)]．さらに京都でも「京滋NST研究会摂食嚥下連絡票」（巨島文子先生）などの試みがなされている[5)~7)]．それぞれ特徴があり，それぞれの地区での連携には役立ってると思われるが，広く普及するには至っていなかった．そこでそれぞれの利点を合わせて，より使いやすいツールができないかと考えた．さらにこれらの地域のみならず，このような試みがなされていない地区の連携にも役立ち，広く全国各地で共通理解が得られ地域の枠を越えて使用できるものを作成したいと考えた．折から日本摂食嚥下リハビリテーション学会の嚥下調整食学会分類2013が発表された[8)]．これは全国の嚥下調整食を共通の基準に沿って分類することによって連携が図れるようにすることも目的となっている．そもそも栢下淳先生と嚥下調整食の分類についてお話をしているときに出たアイデアが「えんげパスポート」を作る契機となっている．

この「えんげパスポート」は，筆者が若林先生と巨島先生の賛同を得て，栢下先生と共に発起人（江頭文江，巨島文子，金沢英哲，栢下淳，小山珠美，千田直之，高橋浩二，藤島一郎，北條京子，藤谷順子，若林秀隆）を募り，審議を重ねて作成したものである．なるべく簡便で汎用性のある内容とした（図1～3）．当初は嚥下の基礎的な知識の解説，評価や訓練法なども加えた小冊子を考えていたが，これらについては書籍や無料の資料，各施設で独自の配付資料などが数多く出ていることから，目的を患者さんの連携において必要な「摂食嚥下の状態を的確に伝えること」のみにして項目を以下に絞ることにした．

① あなた（患者）の情報，② 現在の摂食状況，③ 嚥下検査の記録，④ 摂食状況のレベル，⑤ 摂食嚥下障害の重症度，⑥ 摂食状況と重症度の変化，⑦ 食事の記録，⑧ 嚥下

調整食学会分類 2013 食事早見表，⑨ 嚥下調整食学会分類 2013 とろみ早見表

不備もあるかと思うが，使用しながらご意見をいただいて適宜改訂し，より良いものにしたいと思っている．

さてこのえんげパスポートを全国の多数の嚥下障害に携わる先生方に使用していただきたいと考えて，「嚥下パスポートネット」という組織を立ち上げた．会費は無料でこのパスポートを通じて地域連携を図りたいという医療者だけの組織である．パスポートの作成費は協賛企業の広告費である．特に株式会社フードケアさんには当初から親身になってご協力をいただき大変助かった．全国各地で活躍する先生方にご賛同いただき共通の「えんげパスポート」が普及すれば摂食嚥下に対する理解も深まり，患者さん，ご家族のみならず摂食嚥下障害の臨床に関わるすべての医療職の役に立つと考えている．

◆ 文 献
1) 藤島一郎（編著）：ナースのための摂食・嚥下障害ガイドブック．中央法規出版，pp109-110, 2005
2) 石井良昌, 他：NST・嚥下連絡票の神奈川県内統一に関する試み．静脈経腸栄養 25 (4)：995, 2010
3) 萩原里枝, 他：神奈川摂食・嚥下リハビリテーション研究会による NST・嚥下連絡票の県内統一に関する試み（第 2 報） 連絡票運用の実際．日本摂食嚥下リハ会誌 14 (3)：494, 2010
4) 鈴田眞由美, 他：神奈川摂食・嚥下リハビリテーション研究会で作成した NST・嚥下連絡票（神奈川 Ver.2）について．静脈経腸栄養 27 (1)：461, 2012
5) 荒金英樹：京都府，滋賀県下での嚥下調整食共通基準，摂食・嚥下連絡票導入の試み．臨床栄養 118 (7)：780-781, 2011
6) 荒金英樹, 他：京滋摂食・嚥下を考える会による取り組み．*Nutrition Care* 2014 春季増刊：174-180, 2014
7) 荒金英樹：QOL を高める食支援．静脈経腸栄養 29 (3), 851-856, 2014
8) 日本摂食・嚥下リハビリテーション学会医療検討委員会：日本摂食・嚥下リハビリテーション学会嚥下調整食分類 2013．日摂食嚥下リハ会誌 17 (3)：25, 2013

第5章　医科歯科連携のためのツール

2 歯科連携シート（連携開始用）

ほかじょう歯科医院，歯科医師　外城康之

　歯科連携シート（連携開始用）は一般社団法人全国在宅歯科医療・口腔ケア連絡会（HDCネット）に組織されている，全国在宅療養支援歯科診療所連絡会（HDC在歯連）が作成した，「在宅患者さんの食支援の歯科連携開始シート」をリハビリテーション病院，施設用にモディファイし作成された．歯科医療は"食べる"，"話す"など，「日々の生きる力を支える生活の医療」である．まず多くの歯を残し，しっかりと口から食べることを通して健康寿命を延ばすことを目指している．また，歯を失った方に対しては，入れ歯などでしっかり噛めるようにし，さらに要介護の状態になった方には，歯科医療・食支援等を通して最後まで自分の口から食べられる人生を送っていただくことでQOLを支えることを目標としている．この，全国在宅療養支援歯科診療所連絡会は，全国在宅療養支援診療所連絡会，全国薬剤師・在宅療養支援連絡会等と共に，全国の在宅医療を推進していくという流れが始まっている．

第5章 医科歯科連携のためのツール

```
④ 意欲低下           （□ あり ・ □ なし）
⑤ 脱水 ・・・皮膚の乾燥や脇の下がサラサラしている
                    （□ あり ・ □ なし）
⑥ 下肢浮腫（むくみ）   （□ あり ・ □ なし）
⑦ 褥瘡（床ずれ）      （□ あり ・ □ なし）
⑧ やせ（栄養不良）
    （□ やせ細っている ・ □ やせている ・ □ 普通 ・ □ 肥満）
四肢の状態
① 右手
    □ 握手ができる
        できる方⇒ 握手の時の握力は（□ 強い □ 弱い □ ほとんどない）
    □ 肘が肩まで上がる
    □ 肘が頭まで上がる
② 左手
    □ 握手ができる
        できる方⇒ 握手の時の握力は（□ 強い □ 弱い □ ほとんどない）
    □ 肘が肩まで上がる
    □ 肘が頭まで上がる
③ 下肢
    □ 歩行が困難である
    □ 杖や補助具等を利用して歩ける
    □ 移乗困難である（ベッドやトイレ移動が非常に困難である）
    □ 寝たきりである
④ 座位
    □ 座位をとることができる
    □ 座位を保てない
    □ ベッド上やリクライニング車椅子で上体を起こすことができる
栄養補給と摂食状態
① 胃瘻をつけている方や絶食中の方へ
    絶食になった時期は？ _____年____月頃より
    胃瘻をつけた時期は？  _____年____月より
    気管切開はしていますか？
      □ なし □ カフ付き □ スピーチカニューレ □ その他のカニューレ
    経管栄養の量   1日_____ml 約_____kcal
    ※ お楽しみ程度から食べている _____年____月頃より
    ⇒どのような食品をどの程度口から食べていますか？
    _____
    _____
```

```
② 経口摂取の方へ
    食事介助方法   （□ 自食  □ 見守り  □ 部分介助  □ 全介助）
    摂食量       （□ 全量  □ 7割以上  □ 半量以下）
    体重減少     （□ あり ・ □ なし）
                 ⇒この3か月の減少量：_____kg位
    食欲低下                 （□ あり ・ □ なし）
    食事時間延長             （□ 30分以上 □ 1時間以上 □ なし）
    食べこぼし               （□ あり ・ □ なし）
    口に溜め込んで飲みこまない （□ あり ・ □ なし）
    水分でむせる             （□ あり ・ □ なし）
    水分にトロミをつけていますか？（□ あり ・ □ なし）
                          ⇒□ 薄いトロミ（牛乳状）
                          ⇒□ 中間のトロミ（ポタージュ状）
                          ⇒□ 濃いトロミ（ヨーグルト状）
    固形物でむせることがある   （□ あり ・ □ なし）
    食事中や食後の咳や痰が増加 （□ あり ・ □ なし）
    のどがゴロゴロする   （□ 常時認める □ 食事に関連して認める □ なし）
    その他気になる点：_____
口と飲み込みの状態
① 口の乾燥              （□ あり ・ □ なし）
② 口の中は清潔ですか？
    □ ひどく汚れて乾燥した痰が付着していることがある
    □ 汚れていると思う
    □ 清潔である
③ 食事中の義歯装着       （□ あり ・ □ なし）
④ 舌を唇の前まで出せる   （□ 出せない ・ □ 出せる）
⑤ 舌をまっすぐ出せる     （□ 出せない（片側に偏移する）・□ 出せる）
補足事項
    □ 認知症等で意志疎通がとれず，本人の希望が確認できない
    □ 老老介護など介護力が少ない
    □ 飲み込みが悪いが，周りに相談できる人がいない
    □ その他ご質問など
```

　急性期病院から回復期，維持期の病院をへて在宅へという流れは国の施策として，今後ますます推進されていくことと思われる．ある調査によると，何らかの歯科治療が必要な要介護者の方は74.2％であるにもかかわらず，適正な歯科治療を受けられた方は26.9％であったという．こうした流れの中で，特に急性期において，かかりつけ歯科との患者さんとの接点が切れてしまい，そのまま歯科難民となってしまうことがないように，回復期リハビリテーション病院から在宅への流れの中で，再度患者さんのセルフケアの能力を維持向上させ，また足りないところは口腔ケアで補い，患者さんの口腔機能の維持向上を図り生活の質を高める連携構築が必要である．

　現在，口腔機能の維持向上に貢献できる歯科医師，歯科衛生士は年々養成されている．また，在宅療養支援歯科診療所の数は増加傾向である．医療情報ネット等でも簡単に検索可能であるが，地区の歯科医師会に問い合わせれば，簡単に地区の在宅療養支援歯科診療所を紹介してもらえる．ぜひとも，在宅療養支援歯科診療所をはじめとした，かかりつけ歯科診療所が行うプロフェッショナルケアの流れの中に，患者・利用者さんをつないで，連携の構築をお願いしたい．最終的には，その患者・利用者さんが生涯口から食べられる幸せを目標に，より幸せな生活を送っていただくことを目指している．

　最後に，地域包括ケアを目指す動きの中で，それぞれの施設，組織が連携し在宅医療供給体制の構築を目指している．その流れの中で各歯科医院も連携強化を図っており，ぜひとも，歯科医院とうまく連携して，患者・利用者さんのQOLの維持向上を共に目指していきたいと考えている．

第**6**章

医科・歯科連携に関する
アンケート調査

第6章　医科・歯科連携に関するアンケート調査

医科・歯科連携に関するアンケート調査のまとめ

角町歯科医院，歯科医師　角町正勝

・アンケート実施期間：2012年10月10日～12月31日
・配布数520施設，総回答数143施設（回収率27.5％）

　日本リハビリテーション病院・施設協会は，2011年5月に「口腔リハビリテーションに関する医科歯科連携の事例報告」を行った．このときの調査では，地域中核病院における口腔外科（口腔ケアセンター）との連携，また医療・保健・福祉の中核をなす医療施設での連携，地域歯科医師会と病院との連携，また院内に歯科が設置されている病院における口腔ケアの取り組みとして，それぞれタイプの異なる環境での医療連携の実態を取りまとめた．その際，「①音声発声機能の歯科的観点からのリハビリテーションに関する問題，②歯科の院内併設の場合の退院後のフォローに関わる問題，③退院後の地域での連携に関する問題」などの課題が示された．同時に，口腔ケアの継続は，「①患者の口腔状態の改善，②脳卒中再発や誤嚥性肺炎の予防につながる」などの効果が指摘された．

　しかし，医科歯科連携に関しては，長寿科学総合研究機構（厚生労働省研究補助金）の「要介護高齢者の口腔状態と歯科治療の必要性」に関わる研究報告書，2009年の日本歯科総合研究機構の「在宅療養支援歯科診療所調査」の調査，同じく2011年の「病院でのチーム医療における歯科の関わりに関する調査」などの調査資料によれば，医科歯科連携の実態が必ずしも十分構築できていない事実が確認できた．

　このときのアンケート結果を受けて，2012年に，日本リハビリテーション病院・施設協会に属する病院・施設に対して，「医科歯科連携に関する」アンケート調査を実施した．対象520施設のうち，回答を寄せてくれた143施設（回収率27.5％）のアンケートをもとにした結果から医科歯科連携に関わる問題の考察を2つの視点から試みた．1つは，日本リハビリテーション病院・施設協会傘下の施設における「歯科医師・歯科衛生士の雇用状況，施設内における歯科医師や歯科衛生士の業務の実態，退院時カンファレンスの状況，施設への訪問歯科に関わる現状」，2つ目は地域連携に関わる内容である．地域歯科医師会との連携で，地域連携拠点病院を目指す可能性をみるためであった．具体的には，「①病院歯科標榜の実態に関する件，②歯科医師・歯科衛生士の勤務状況に関する件，③病院・施設における歯科衛生士の所属に関する件，④訪問歯科受け入れの実態に関する件，

表1 退院時カンファレンスに院外の歯科医師に参加を呼びかけているか

呼びかけをしている	6%
していない	90%
その他	4%

表2 勤務している歯科医師の主な業務内容
(複数回答可)

外来患者の歯科治療	72%
入院患者の歯科治療	100%
在宅患者の歯科訪問診療	23%
口腔機能向上ならびに摂食嚥下機能訓練の実施や診断	55%
研修歯科医の指導	19%
他科との連携（NST）	42%
他科との連携（気道感染予防など歯科管理）	40%
その他	17%

表3 勤務している歯科衛生士の主な業務
(複数回答可)

外来患者の歯科衛生実地指導	51%
入院患者の歯科衛生実地指導	69%
在宅患者の歯科衛生実地指導	18%
口腔機能向上ならびに摂食機能訓練の実施	40%
他職種との連携	49%
歯科医師の指示のもと口腔ケアプランの作成	42%
歯科治療の補助	64%
その他	10%

表4 退院時カンファレンスへの歯科医師や歯科衛生士の参加状況（院内，院外を問わず）

参加した経験はない	71%
歯科医師のみ参加することがある	5%
歯科衛生士のみ参加することがある	16%
歯科医師，歯科衛生士ともに参加することがある	5%

⑤病院・施設が受け入れている訪問歯科医師の所属に関する件，⑥病院における退院時カンファレンスへの歯科医師・歯科衛生士の参加状況に関する件，⑦退院時カンファレンスに歯科関係者の参加を求める病院側の状況に関する件，⑧病院・施設側の歯科関係者雇用のニーズに関する件，⑨医科歯科連携の必要性に関する件，⑩地域歯科医師会との連携による拠点病院構築に関する件」の10項目である．ただ，歯科を有する病院に対しては，「①歯科医師の病院内での業務，②歯科衛生士の病院内での業務，③歯科治療，口腔ケア，口腔機能向上ならびに摂食・嚥下訓練，NSTに関する院内連携の実態，④歯科治療，口腔ケア，口腔機能向上ならびに摂食・嚥下訓練，NSTに関する歯科連携の必要性」の4項目を加えて実施した．すなわち，全体に求めた項目は，回復期の領域を担う施設側が，口の問題をどのように理解しているのかということを知るためであった．

　アンケートの回答にみられた結果からは，「歯科を標榜している病院の実態，病院現場での歯科ニーズ，回復期の患者の総合的なケアに関わる退院時カンファレンス」などに関しては，医科と歯科との壁があることを認めざるを得ない結果であった．それゆえ，患者の生活復帰のために，関係者間で情報共有を図る重要な退院時カンファレンスに，歯科関係者の参加が低調であること（表1），また病院・施設側からのカンファレンスへの歯科参加の呼びかけの低さは，医科歯科連携達成の道のりの長さを知らされた（表2）．また，病院勤務の歯科医師や歯科衛生士の業務が，歯科を標榜している病院にあっても歯の治療に集中しており，口腔機能に関わる嚥下訓練や気道感染対策などへの関わりは多くない（表3，4）．このことは，2001年米山らによる，「要介護高齢者に対する口腔衛生の誤嚥性肺炎予防に対する研究」などで明らかにされた，口腔ケアと誤嚥性肺炎予防の因果関係などの情報が十分徹底されてない可能性などがうかがわれた．それゆえ，歯科を標榜し歯

表5　歯科医師，歯科衛生士の雇用検討

1. 歯科医師の雇用	
検討する	9%
検討しない	91%
2. 歯科衛生士の雇用	
検討する	32%
検討しない	68%

科医師を雇用している病院にあってすら，病院内での医科と歯科の連携の実態が十分でなく，歯科への期待が歯の治療にとどまっているようであった．今後の医科歯科連携の展開が待たれる．ただ，「歯科治療の問題，口腔ケアの問題，口腔機能向上ならびに摂食・嚥下訓練に関する問題，NSTに関する問題」など，回復期の患者支援に必要な病院での口への関わりをみると，歯科医師などを雇用している施設と，雇用がない施設では，入院患者さんへの口腔への関わりに差がみられるようで，歯科関係者の雇用が進んでいる施設のほうが少なくとも「口腔ケア，口腔機能向上ならびに摂食・嚥下訓練，NST」などへの歯科関係者の参加が明らかに多くみられている．

　しかし，今回のアンケート「歯科医師や歯科衛生士のいない病院で，歯科医師や歯科衛生士の雇用の検討はされますか」に関する項目から明らかにみえてきた実態は，歯科関係者雇用のない病院・施設は，医科歯科連携に関わる関心とは別に，病院内における患者の治療に関わる「歯科医師」より，病院スタッフとともに患者の口腔への専門的な口腔ケアを担う「歯科衛生士」への関心が高いようで，歯科衛生士の雇用に関わる実績が歯科医師より高い傾向がみられた（表5）．また一方，「医科歯科連携の必要性についてどうお考えですか」というアンケート項目においては，大いに必要，多少必要だと思うという回答をみるとほぼ93%の病院・施設関係者が，医科歯科連携の必要性を肯定していた．そして，「口腔リハビリテーション推進委員会では，地域歯科医師会と協会会員の病院・施設との連携を推進する目的で，拠点病院を構築していきたいと考えていますが…」というアンケート項目に関して143の病院・施設からの回答は，条件次第で検討する76施設，ぜひ拠点病院になりたい27施設，必要なし28施設で，地域における医科歯科連携の拠点づくりに際して，どのような連携が必要かを地域ごとに検討していくことの重要性を改めて確認することができた．

　今回本稿でとりまとめた調査結果概要は，日本リハビリテーション病院・施設協会のホームページに掲載している．地域包括ケアを目指すこれからの医科歯科連携づくりの参考にしてもらえればと思う．

おわりに

　超高齢社会となり，頭部外傷や脳卒中等による摂食嚥下障害あるいは種々の原因（低栄養状態，廃用，慢性呼吸器疾患など含め）により口腔機能の低下，さらには誤嚥性肺炎を繰り返すなどの理由により経管栄養となり，ついには"口から食べることを諦めざるを得ない"障害高齢者の方々が増加しています．これらの高齢者は多くが重度障害のために入院が長期化し，寝たきりになりやすいことから，嚥下障害に対する精密検査や摂食嚥下訓練などの適切な対策がなされないまま，早期から胃瘻による栄養管理となり，ついには"口が放置されてしまう"という非常に悩ましい実状・課題が浮き彫りになってきています．

　従来から医科と歯科は共にチームとして関わる機会はほとんどありませんでした．特に医者は"病気を治したり，命を助けることが主たる任務"であり，「口から食べることが大切である」などとは考えもしてこなかったと思います．確かに口から食べなくても栄養管理は可能です．しかし，それでいいのか？　大きな疑問でした．救急病院の脳神経外科医として勤務していた当時，"諦めないでやれることはしっかりやるべきだ！"と教えてくれたのが訪問歯科診療を行っている一人の歯科医師，そして脳神経外科病棟で共に頑張っている看護師たちでした．「諦めないで口から食べることを支援する」ことは，「救急現場で何とか頑張って救命し，その後にどのような重度障害が残ったとしても，助かった命をみんなで大切にしなければ，何のために救命救急で頑張るのか，わからなくなってしまう！」という思いに通じることでした．そして，医科と歯科が共にチームとして関わることで少しでも口から食べることの可能性が高くなることを多くの患者様から学びました．

　以下，筆者の医科歯科連携の経緯を紹介します．多くの歯科の方々との出会い・ご指導そして何よりも関わった患者様からの教えが原点となっています．

1. 「長崎脳卒中等口腔ケア支援システム」の構築

　長崎では 1997 年に救急医療に従事する医師，看護師（理学療法士）および救急隊員によって結成された「長崎実地救急医療連絡会」と長崎市歯科医師会の協議の結果，"長崎脳卒中等口腔ケア支援システム"が構築されました．このシステムによって，歯科医師（歯科衛生士）が救急病院に訪問し，入院中の患者の口腔衛生・機能を評価し，病棟看護師とともに評価に基づいた積極的な口腔ケア・口腔機能向上等に関わっていただくようになりました．そして患者が転院したり，自宅退院しても救急病院で関わった歯科医師が継続的に関わっていくために，転院先や在宅での情報が必然的に救急病院にもたらされるという，歯科はあたかも"連携の繋ぎ手"的役割を担っていただいたのです．これら病院へ

の歯科医師らの関わりによって，医師や看護師たちにも"口を大切にすることの重要性"が幅広く認識されるようになりました．

2.「高知"口のリハビリテーション"研究会」設立

このような経験を基に，筆者は2001年に高知県の近森リハビリテーション病院に院長として着任した後，高知県歯科医師会とともに，高知"口のリハビリテーション"研究会（事務局：県歯科医師会）を立ち上げることになりました．この研究会は医師（歯科医師も）・看護師・歯科衛生士のみならず，理学療法士，作業療法士，言語聴覚士，介護士など多くの専門職団体代表からなる世話人によって運営され，啓発，普及，知識・技術の向上を目的とした研修会や発表会等を行ってきました（現在も継続されています）．

3. 長崎リハビリテーション病院「歯科オープンシステム」の構築

そして2008年に長崎リハビリテーション病院（回復期リハビリテーション専門病院）を開設しましたが，このときに歯科衛生士を病棟専従配置（歯科医師が勤務していない状況下での院内歯科衛生士で，入院患者の口腔衛生環境の評価，ケアプログラムの提案・指導を積極的に行うとともに，医科歯科連携の窓口としての役割を果たす）とするとともに，長崎市歯科医師会との協議の下で"歯科オープンシステム"を構築し，登録歯科医師による訪問歯科診療が実現するようになりました．このことで歯科医師・歯科衛生士が"口から食べることを大切に関わるチーム"の一員として参画していただくようになりました．歯科医師が調整した総義歯の有用性を食事の場面で確認し，使える義歯の作製に努力していただいたり，カンファレンスに参加することで他職種との協働が充実するようになっています．

本システム運営により，どのような重度障害であっても口腔衛生がしっかり管理され，さらに入院時経管栄養であった患者の約80％近く（2013年データより；3食共に経口摂取は約50％）が3食中1食でも経口摂取が可能となっています．

"歯科オープンシステム"を5年以上運営してきた経験で，以下の事柄が明らかになってきました．

1）院内歯科衛生士は専門的知識・技術によって，看護職とともに入院患者の口腔衛生の改善・向上に大きく寄与する．また，医科歯科連携の窓口役として重要な存在となる．歯科衛生士のステップアップが必要である．

2）障害高齢者の総義歯調整には大きな課題が存在する（麻痺の回復過程によって咬合が変化するなど）．

3）退院後，かかりつけ歯科医師との連携に工夫が必要である．

4）「生活を支える医療」とはどのようなことか！　もっともっと，みんなで考える必要がある．

ということです．

そこで次のような対策を検討・実行中です．

①熟練歯科医師の組織化による高齢障害者の総義歯調整法の再検討と若手歯科医師への知識・技術の伝達・指導のお願い．

②熟練歯科医師による専門的口腔ケアについての登録歯科医師および院内職員への直接的指導のお願い（現在，月1回の研修会開催）．

医科も歯科も共に，現状の課題をしっかりと認識し，謙虚に考え，検討して，共有する目標に向かってチームで解決できるような地域における連携のシステム化が必要のようです．

なお，日本リハビリテーション病院・施設協会では口腔リハビリテーション推進委員会が中心となって，各地に医科歯科連携の拠点づくり（現在は長崎，福岡，大分，熊本などに拠点が構築されています）を推進しています．

本書はおそらく今までに例を見ない，正に"共に，協働して安心して口から食べる支援に取り組もう！"という思いを共有した医療人（医科や歯科といった領域の違いを問わず）たちによって編纂されています．そして医科および歯科それぞれの立場から，連携の重要性が指摘され，具体的な連携構築の指針・考え方が紹介されています．真に今から重要となる本だと確信いたします．今後少しずつ，経験を踏まえてバージョンアップしていくことを期待しています．地域生活を支え，地域包括ケアに従事する多くの関係職種の方々にご一読をお勧めいたします．

私どもは"多くの専門職が協働して，「安心して口から食べることを大切にする」活動（口のリハビリテーション）"を提案しています．口のリハビリテーションは医科歯科連携のキーワードです．

医師・歯科医師のみならず，多くの専門職の方々が本マニュアルを参考に，医科と歯科の垣根を取り壊し，共に手を携えて地域での"口のリハビリテーション"の展開（医科歯科連携）を推進していかれんことを期待しています．

長崎リハビリテーション病院　院長

（日本リハビリテーション病院・施設協会　会長）

栗原正紀

地域包括ケアを支える
医科歯科連携実践マニュアル

発　行	2014年11月10日　第1版第1刷Ⓒ
編　集	日本リハビリテーション病院・施設協会
	口腔リハビリテーション推進委員会
発行者	青山　智
発行所	株式会社　三輪書店
	〒113-0033　東京都文京区本郷6-17-9　本郷綱ビル
	☎ 03-3816-7796　FAX 03-3816-7756
	http://www.miwapubl.com
印刷所	新協印刷株式会社

本書の内容の無断複写・複製・転載は，著作権・出版権の侵害となることがありますので，ご注意ください．

ISBN978-4-89590-494-0 C3047

JCOPY ＜(社) 出版者著作権管理機構　委託出版物＞
本書の無断複写は著作権法上での例外を除き禁じられています．
複写される場合は，そのつど事前に，(社)出版者著作権管理機構(電話 03-3513-6969，FAX 03-3513-6979，e-mail：info@jcopy.or.jp)の許諾を得てください．

■ 医療、介護、福祉、行政、自治体…。地域リハにかかわるすべての人に

地域リハビリテーション白書3
地域包括ケア時代を見据えて

監修　澤村誠志
編集　日本リハビリテーション病院・施設協会

　前著「地域リハ白書2」で21世紀に向けた地域リハの展望と、全国各地での先導的な実践を提示してから15年。介護保険法、回復期リハ病棟、自立支援法など、高齢者・障害者をめぐる環境は激動した。これから未曽有の超少子高齢化社会を迎えるにあたって、「地域包括ケア」の実現が求められている。

　本書は第Ⅰ部で医療・介護・福祉などあらゆる方向から「地域リハ」を整理し、第Ⅱ部では「すべての人が、住みなれた地域でいきいきとした人生が送れる」という地域リハの理念のもとに全国各地で展開されているさまざまな実践活動を紹介した。日本の地域リハの現在地が確認できるとともに、これからの地域リハのありかたと地域包括ケアへの道筋を提示した1冊。

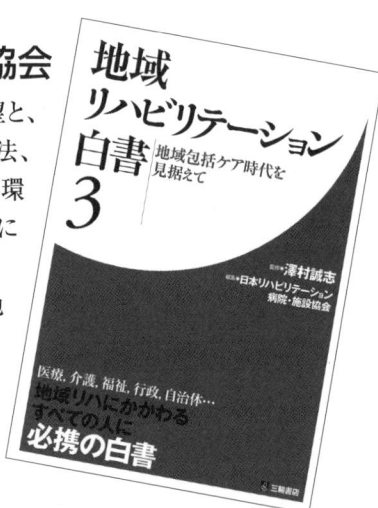

■主な内容■

第Ⅰ部 総論編
第1章 地域リハとは―現状と展望
**第2章 誰もが排除されずに安心して暮らせる
　　　　ソーシャル・インクルージョンを目指して**
第3章 わが国における歴史的経過
　1. 地域リハ活動の歴史
　2. 地域リハ支援体制整備事業の経過と課題
第4章 概念とその考え方
　1. コミュニティとしての地域と地域リハ
　2. 街づくりから考える介護予防と地域リハ
第5章 海外における地域リハの取り組み
　1. 先進国における地域リハ
　2. 発展途上国におけるCBR
第6章 障害者権利条約の批准に向けた制度改革の現状と課題
第7章 わが国における医療・介護政策の変遷
第8章 地域を変革する組織化活動
　1. CBRの立場から
　2. 地域保健の立場から
　3. 地域福祉の立場から
　　　―精神障害者の地域における共生を目指した活動
第9章 地域包括ケア実現へ向けた地域リハ活動の課題と展望
　1. 医療の立場から
　2. 介護保険サービスの立場から
　　　―介護保険サービスと地域包括ケアについて
　3. 保健の立場から
　4. 福祉の立場から
　5. 住宅政策の立場から
第10章 地域包括ケア実現へ向けた道筋
　1. 地方編:旧御調町での地域包括ケア
　2. 都市部編:地域包括ケア実現へ向けた道筋

第Ⅱ部 実践報告編
第11章 全国各地の組織化活動
　1. 地域づくり的介護予防
　2. 当事者・市民の助け合い活動
　3. 地域包括ケアへ向けた活動
　　　―地域包括支援センターの活動
　4. 病院・在宅連携
　5. 地域リハ事業―多職種連携
　6. 教育・啓発活動
第12章 直接援助活動
　1. 回復期リハからの地域展開
　2. 老健の地域展開
　3. 訪問リハビリテーション
　4. 通所リハビリテーション
　5. かかりつけ医
　6. 訪問看護
　7. 障害者支援・療育
　8. 介護予防(直接サービス)
　9. 家族会・患者会

● 定価(本体7,000円+税)　B5　410頁　2013年　ISBN 978-4-89590-433-9

お求めの三輪書店の出版物が小売書店にない場合は、その書店にご注文ください．お急ぎの場合は直接小社に．

〒113-0033
東京都文京区本郷6-17-9 本郷綱ビル

三輪書店

編集☎03-3816-7796　FAX 03-3816-7756
販売☎03-6801-8357　FAX 03-6801-8352
ホームページ：http://www.miwapubl.com